NINA GRIMM

Familienpsychologin

WIE IHR EUCH **NICHT** UMBRINGT, *wenn ihr Eltern seid*

10 Fehler, die Eltern-Paare begehen — und wie ihr sie vermeiden könnt

Für Conrad.

Danke, dass du mit mir stehen geblieben bist,
um mit mir gemeinsam Licht in die dunkelsten Stunden zu bringen.
Ich bin voller Vorfreude und Dankbarkeit dafür, mit dir weiterzugehen!

INHALT

VORWORT

Wenn ich Paare in meiner Beratung habe, frage ich oft: Wie hattet ihr euch das vorgestellt mit der Familie? Wenn wir es mit einer Segelreise vergleichen: Welche Regeln gelten auf eurem Boot?

Oft kommt als Nächstes eine vielsagende Stille. Es klingt so einfach: Wir lernen uns kennen, wir verlieben uns, wir werden ein Paar, wir werden Eltern. Aber wie das geht mit dem letzten Schritt, darauf bereitet uns niemand vor. Nina schreibt diesen Satz in ihrem Buch mit Großbuchstaben – und das zu Recht.

Die meisten Paare sind auf die Reise »Familie« gegangen, ohne sich darüber klar zu sein, was auf sie zukommt. Sie müssen sich neu finden und erfinden. Sie müssen als Team neu zusammenwachsen. »Kein Problem«, könnte man jetzt denken, »alle Beziehungen verändern sich, wir müssen uns immer wieder neu finden.« Stimmt. Aber wenn ein Kind da ist, bauen wir das Boot mitten im Sturm auf hoher See komplett um. Und ständig passiert etwas Unvorhergesehenes, man weiß nie, wann man das nächste Mal schlafen kann, etwas zu essen bekommt oder unerwartet klatschnass wird (oder erlebt, was Nina erlebt hat – es gibt auch einiges zu lachen auf den nächsten Seiten!).

Die Situation wird mit durch politische Unsicherheiten, Wirtschaftskrisen und Klimakrise zunehmendem Druck auf uns alle nicht leichter, sondern schwerer. Und dann fällt nicht er hinten runter oder sie, sondern vor allem die Dritte im Bunde: unsere Beziehung.

Wenn wir Eltern werden – egal in welcher Konstellation –, wird es noch komplexer. Dann gibt es dich und mich und unsere Beziehung und dann noch meine Beziehung zu unserem Kind oder unseren Kindern und deine Beziehung zu unserem Kind oder unseren Kindern. Das System wird beliebig groß, denn die wechselseitigen Beziehungen rufen alles auf den Plan, was wir so an Beziehungsgepäck in unserem Seesack haben. Und oft folgt jetzt eine große Ratlosigkeit, weil wir das, was wir selbst gelernt haben,

nicht wiederholen wollen, aber auch noch nicht wissen, was Neues kommen soll.
Und dann der Perfektionismus. Unsere Kinder sollen es besser haben als wir. Wir wollen die Fehler unserer Eltern vermeiden. Wollen eine andere Beziehung, eine andere Ehe. Beziehung ist für alle eine Herausforderung, aber der Stress, den Elternschaft bedeutet, steigt noch einmal durch die zusätzliche Belastung, dass wir a) viel zu viel alleine sind und b) alles besser machen wollen, ohne ausreichend Unterstützung zu haben. Es ist völlig verständlich, dass wir neue Wege gehen wollen – aber wir müssen nachsichtigerweise auch sehen, dass wir das unter extrem erschwerten Umständen tun. Vieles müssen wir erst einmal erfinden: Welche Werte geben wir weiter? Und sind wir uns darüber einig? Welche Regeln haben wir? Welche Lieder singen wir? Eigentlich wollten wir miteinander arbeiten, Fehler gemeinsam machen, neu beginnen. Stattdessen beginnen wir, gegeneinander zu kämpfen, zu streiten, mit uns als Partner strenger zu sein, als wir es mit den Kindern je sein wollten.
Die gute Nachricht: Nina zeigt mit ihrem neuen Buch auf, wie wir aus dieser Schieflage rauskommen. Es ist voll von wunderbaren Hacks, praktischen Situationen und Momenten, die wir alle kennen. Es sagt uns, welche Fehler wir nicht machen sollten, und entlastet uns gleichzeitig, dass es nicht an uns liegt. Sie gibt uns einen Kompass, eine Karte und vor allem all die Fragen, die wir uns stellen sollten. Ein wunderbarer Leitfaden, um die Reise als Familie zu starten, neu zu starten oder fortzusetzen – Nina hat vorgemacht, wie es geht. Und das Schöne ist: alles in kleinen Häppchen, die wir gut auch im stressigen Alltag mit Kindern bewältigen können.
Lesen wir dieses Buch am besten als Arbeitsbuch – zu wissen, wie es geht, wird uns nur helfen, wenn wir es auch umsetzen. Wenn das Ziel ist, dass wir als Paar überleben, ist kein Weg zu weit.

Nicola Schmidt

EPILOG

»Ich will nicht mehr! … Ich hab keinen *Bock* mehr!«, sagt sie, eher aus Verzweiflung als mit der ernsthaften Absicht, sich trennen zu wollen.

»Geht mir ähnlich«, zischt er zurück, eher aus Selbstschutz als mit der Absicht, sie zurückstoßen zu wollen.

Es ist spät an einem Donnerstagabend, irgendwann zwischen 22 und 23 Uhr. Eigentlich sind beide müde. Aber seitdem die Kleine da ist, gibt es keine andere Zeit, um in Ruhe zu reden. Eigentlich haben sie sich mal wieder nichts Neues gesagt. Eigentlich wurden nur wieder alte Vorwürfe auf den Tisch und alte Dynamiken an den Tag gelegt. Eigentlich sehnt es beide schmerzhaft nach Frieden. Freude. Und Eierkuchen. Tatsächlich trennen sie aber gerade Welten. Tatsächlich fühlt sich dieser ganze alte Scheiß wie tonnenschwerer Ballast an. Tatsächlich fühlt sich eine Trennung wie die langersehnte Erlösung an.

»Ja, dann war´s das!«, schmettert sie ihm entgegen (insgeheim ein Stück weit hoffend, dass er doch noch um sie kämpft). In dem Moment – das Schreien aus dem Schlafzimmer: »*Mamaaaaa*!« Die Kleine ist wach.

Routiniert springt sie auf, um gleichzeitig genau diese Tatsache zu verfluchen: »Warum eigentlich immer ICH?!«, schießt ihr durch den Kopf.

Während er mit versteinerter Miene sitzen bleibt, eher leer als kühl, rumort es in ihr. Sie ist wütend. Frustriert. Resigniert. Vor allem aber fühlt sie sich einsam. Unfassbar einsam, obwohl er so nah neben ihr steht – und sie doch nicht sieht. Und sie fühlt Schuld. Gegenüber dem kleinen Mädchen in ihrem Arm, das wegen diesen bescheuerten Streitereien und der ewigen Spannung nicht mal mehr friedlich schlafen kann.

Als sie zurückkommt, sitzt er mit einem Bier in der Hand und leerem Blick an Ort und Stelle. »Natürlich!«, schießt es ihr in den

Kopf, als sie ihn so sieht. Und ab geht es einen weiteren Schritt hinter ihre hohen inneren Mauern.
»Ich will, dass du ausziehst!«, faucht sie, ohne Blickkontakt aufzunehmen, während sie beginnt, die Unordnung zu beseitigen, in der er sitzt.
Er nickt. Sie geht.

Dieses Paar … waren wir. Conrad und ich. 2015. Wir haben es nicht gepackt. Wir haben den Karren so was von an die Wand gefahren. Ich, die Paartherapeutin, und er, in den ich einst Hals über Kopf verliebt war. Natürlich wusste ich, dass auch Zahnärztinnen Karies und Kfz-Mechanikern Motorschäden bekommen können. Dass folglich auch Paartherapeutinnen mit ihrer Beziehung scheitern können. Und dennoch war es wie eine Extraprise Salz in der Wunde – gottverdammte Scheiße noch mal – weil ich auch damals schon jedem hätte sagen können, was wir alles falsch gemacht haben. Und was wir dringend hätten tun sollen. Und es trotzdem nicht getan haben.
Wenn ich ganz ehrlich bin, hauptsächlich deswegen, weil ich keinen *Bock* mehr hatte. Es stimmt: Ich WOLLTE einfach nicht mehr. Ich war bockig. Vor allem aber war ich verdammt sicher hinter den meterdicken Mauern, die ich gegenüber Conrad aufgebaut hatte. Da war also jede Menge alter Bockmist auf *meiner* Seite, den ich an diesem Donnerstagabend 2015 schlichtweg nicht gesehen habe.
Und so trennten wir uns. Wir trennten uns, als unsere Tochter Mala knapp 15 Monate war.
Und tatsächlich *war* es erst mal eine Erleichterung. Tatsächlich fühlte ich mich leichter. Freier. Tatsächlich war es einfacher, *meinen* Haushalt zu führen, ohne sein zusätzliches Chaos. Tatsächlich genoss ich es, phasenweise ohne mein Kind zu sein, um mich wieder als Nina zu fühlen. Tatsächlich war es eine Wohltat, abends wieder auszugehen. Und wie es das Universum so wollte, lernte ich an meinem ersten (!) Single-Girl-Night-Out Franz kennen.

Es war in der Küche von der Freundin einer Freundin, wo wir uns zum Vorglühen für DIE Party des Abends trafen. Die Tür ging auf, er betrat den Raum, unsere Blicke trafen sich – und es hat ZOOMM gemacht. Er sah extrem gut aus, war tiefgründig, charmant, klug und hatte nur Augen für mich. Er war wie gemacht für diese Nacht. Und ich fühlte mich so gut wie schon viel zu lange nicht mehr.

Aus einer Nacht wurden mehrere. Wir verstanden uns gut, hatten Spaß und hammermäßigen Sex.

Nach einigen Monaten des unverbindlichen Datens wurden Franz und ich schließlich so was wie ein Paar. Er lernte Mala und Conrad kennen. Er übernachtete bei mir. Wir teilten unseren Alltag, so gut es eben ging. Und dann war da diese eine Nacht. Again – irgendwas zwischen 22 und 23 Uhr. Und ein banales Missverständnis, das zu so etwas wie zu einem ersten Streit zwischen Franz und mir hätte führen können.

Ich sehe noch heute, wie ich vor ihm stand und es mir förmlich wie Schuppen von den Augen fiel, als ich checkte: *Mein* Thema, nicht gesehen zu werden, wiederholt sich hier gerade eins zu eins. Auch mit *diesem* Mann komme ich ganz genau wieder zum selben Thema. Und das hat sehr wahrscheinlich nur verdammt wenig mit ihm zu tun. Sondern vor allem mit mir.

In dem Moment kam Mala zu uns, kreidebleich. Um sich einige Augenblicke später einmal komplett über das nicht mehr ganz so verknallte Paar zu übergeben. ALLES war voll. ALLES. Ich weiß noch, wie überfordert der arme, sexy, kinderlose Franz mit dieser Situation war. Und wie sehr ich mir gewünscht hatte, dass in diesem Moment Conrad an seiner Stelle da wäre.

Ich schickte Franz nach Hause, legte Mala und mich trocken und ging schließlich mit ihr ins Bett.

Ich kann mich noch so gut dran erinnern, wie ich dachte: »Sch*ße noch mal, Nina, wenn du dieses Thema eh für DICH angehen musst – dann doch bitte gleich mit dem Vater dieses Kindes!«

Und wie es das Schicksal wollte, trafen Conrad und ich uns einige Wochen später auf ein und derselben Silvesterparty. Und stellten fest, dass wir für 2016 ziemlich ähnliche Wünsche hatten. Ich weiß noch, wie wir uns in die Augen schauten, kurz vor Mitternacht. Ein Moment, in dem alles stillzustehen schien, der Lärm um uns dumpfer und dumpfer wurde und er mir sagte, dass er mich vermisst. Und ich ihm sagte, dass ich *ihn* vermisse. Um 2016 wieder als Familie aufzuwachen.

Mittlerweile sind Conrad und ich verheiratet, haben ein zweites Kind bekommen und führen gemeinsam ein erfolgreiches Familienbusiness.
Sicherlich rechnest du jetzt damit, zu lesen, dass inzwischen tatsächlich alles Friede, Freude, Eierkuchen ist. Ist es aber nicht. Wir haben nach wie vor unsere Struggles. Wir streiten uns auch immer noch. Mitunter heftig. Und Conrad muss sich nach wie vor regelmäßig von mir anhören, dass ich keinen Bock mehr habe und wir es dann eben sein lassen müssen. Genauso kriege ich auch immer noch seine kalte Schnauze ab. Aber *eine* Sache hat sich geändert: Wir haben gelernt, damit umzugehen! Wir wissen, wie wir uns wieder versöhnen können und – was am allerwichtigsten ist – wie wir dem Ganzen den Dramafaktor entziehen und im besten Fall sogar schon zehn Minuten später darüber lachen können.
Auf dem Weg dorthin haben wir ziemlich sicher *alle* Fehler gemacht, die man als Elternpaar machen kann. Und wir haben den Weg zurückgefunden.
Genau darüber möchte ich gerne in diesem Buch mit dir sprechen.

Ready to rumble? Ich freu mich megamäßig auf dich und sage bis gleich, im nächsten Kapitel!

BEZIEHUNGSKRISE KIND!

Wenn wir Eltern werden, haben wir *alle* so gewisse Vorstellungen. Die allermeisten davon sind romantisch verzerrt: du und ich, ich und du – und eine verkörperte Liebe! Wir sehen uns innig Händchen haltend den Kinderwagen in den Sonnenuntergang schieben. Uns tief in die Augen schauen, nachdem uns der wohlige Geruch des Babyköpfchens in die Nase gestiegen ist. Voller Dankbarkeit für dieses Wunder, das durch uns in die Welt gekommen ist.

Und natürlich gehen wir davon aus, dass wir unser Leben weiterleben. Schließlich ist ein Kind keine Krankheit. Wir werden selbstverständlich einfach weiterhin all die Dinge machen, die wir heute tun, nur eben in Begleitung eines zauberhaften Engels. Am Anfang schlafen Kinder ja eh nur. Und dann, na, dann machen wir irgendwann zusammen Fahrradtouren, gehen Ski fahren, in Museen, auf Reisen – unternehmen all die Dinge, die wir jetzt auch schon gerne machen. Nur fortan eben täglich in unserer Liebe bestärkt, dank des Wunders in unserem Leben – halb ich, halb du. Ruckedigu. Aus im Nu!

Ziemlich schnell stellen wir nämlich fest, dass wir nach der Geburt erst mal gar NICHTS mehr machen können. Als Frau direkt nach der Geburt noch nicht mal mehr laufen. Dafür muss der Mann erst mal umso mehr rennen. Kalter Kaffee ist unser täglich Brot und nicht mal mehr die Grundbedürfnisse wie beispielsweise eine warme Mahlzeit sind zuverlässig gestillt. Die Nerven liegen blank, die Windelberge stapeln sich, an Schlaf mangelt es chronisch, so wie eigentlich an allem, was Spaß und uns selbst mal ausgemacht hat. Das führt dann meistens innerhalb des ersten Babyjahres ziemlich schnell zu der Erkenntnis: aus der Traum! Hin zu: Scheiße noch mal! – Nicht selten im wortwörtlichen Sinn …

Okay, fairerweise muss an der Stelle schon auch gesagt werden:

Conrad und ich *hatten* diese Momente. Wir hatten diese Momente der Glückseligkeit. Der Dankbarkeit. Und der Liebe. Die waren da.

So etwa einmal im Quartal. Der Rest der Zeit war einfach nur sch*ß-anstrengend und wir beide komplett am Limit. Und natürlich war dann da auch keine Zeit, geschweige denn Kraft für Romantik, wenn man schon seit 18 Stunden wach ist, dreimal angekotzt wurde, es noch nicht mal geschafft hat, zu duschen oder warm zu essen …

KIND DA, BEZIEHUNG AUS?

In den allermeisten frischgebackenen Familien dreht sich am Anfang (fast) alles um das Baby. So war das bei uns und auch bei vielen anderen Paaren um mich rum. Und da ich ein Mensch bin, der es immer ganz genau wissen will, entschloss ich mich, im Rahmen der Buchrecherche eine eigene Studie mit Elternpaaren durchzuführen. Um bisher gefühlte Wahrheiten zu untermauern. Und auch um Daten zu sammeln, zu denen ich in den gängigen Wissenschaftsdatenbanken schlichtweg keine guten oder aktuellen Zahlen gefunden habe. Über 1000 Elternpaare haben an meiner Studie teilgenommen und ich werde mich im Verlauf des Buches immer wieder auf deren Aussagen und die Ergebnisse beziehen.
Zurück zum Thema: 98,8 Prozent der Eltern gaben an, dass der Hauptfokus im ersten Jahr auf dem Baby lag. Bei so viel Babyfokus liegt nahe, dass die Paarbeziehung erst mal in den Hintergrund rutscht. Ebenfalls durch die Studie bestätigt wurde die Tendenz, dass sich Eltern dabei jeweils selbst aus den Augen verlieren: Sie brennen aus, sind nur noch gestresst und haben das Gefühl, sich selbst verloren zu haben. Deswegen zeigt sich nach dem anstrengenden ersten Babyjahr sehr oft die Tendenz, sich zuallererst mal wieder um sich selbst zu kümmern. Meistens lösen junge Elternpaare das, indem sie sich die Klinke in die Hand geben und das Kind in abwechselnden Schichten betreuen, damit jede:r wieder ein Stück weit ins eigene Leben zurückfinden kann.

So weit, so gut. Meistens ist es *dann* aber *auch* so, dass wir nach einer gewissen Zeit, vielleicht einem weiteren Jahr, merken: »Hupsi!« – … Da war ja noch eine Beziehung! Und irgendwie ist die zwischen Krabbelkind und »wenigstens ein bisschen Zeit für mich« komplett flöten gegangen. 32,9 Prozent der Eltern berichten, dass sich der Fokus zwischen dem zweiten und dritten Lebensjahr wieder auf die Beziehung richtet. Stolze 45,5 Prozent geben jedoch auch an, dass sich der Fokus nie mehr wieder zurück auf die Paarbeziehung ausrichtete, seitdem die Kinder da sind. Das ist fast die Hälfte! Beinahe jedes zweite Elternpaar verliert also die Paarbeziehung dauerhaft aus den Augen, sobald Kinder da sind. Das hat für viele spürbare Auswirkungen: So erhöht sich zum Beispiel das Konfliktpotenzial eines Paares mit dem Übergang zur Elternschaft um den Faktor 9.[1] Auch die Scheidungsrate bei Ehepartnern mit Kindern steigt stärker als bei kinderlosen. Aktuell wird jede fünfte Ehe mit kleinen Kindern geschieden.[2] Leider scheint es also ein Fakt zu sein, dass Kinder natürlich wundervoll, entzückend und herzallerliebst sind. Für die Paarbeziehung sind sie aber vor allem eins: die wahrscheinlich fetteste Krise, die wir uns jemals hätten vorstellen können. Und das Fiese ist: NIEMAND BEREITET UNS DARAUF VOR!

Auch ich bin durch und durch romantisch verzerrt in dieses Familiending reingerasselt. *Niemand* hat mir beigebracht, wie Beziehung langfristig gelingen kann, auch über Krisen hinweg. Fakt ist: Wir haben Beziehung nicht gelernt! Wir verbringen durchschnittlich 20 000 Stunden in der Schule, hatten jedoch nicht eine einzige Unterrichtsstunde dazu, wie man die eigenen Bedürfnisse konstruktiv und gewaltfrei ausdrücken kann. Welche Fragen Nähe und Verbindung schaffen können. Und dass wir die Wut anderer nicht persönlich nehmen müssen. Nicht eine einzige Minute von 20 000 Stunden wurde in unserer Ausbildung darauf verwendet.

Okay, kritische Stimmen könnten jetzt sagen: Das ist ja nun auch nicht unbedingt Sinn und Zweck von Schule (wobei ich persönlich da anderer Meinung bin). Aber auch an anderen Stellen bekommen wir es ja nicht vermittelt. Die allerwenigsten aus unserer Elterngeneration hatten wirklich gute Rollenvorbilder für harmonische, glückliche Beziehungen. In den allermeisten Fällen haben wir bei unseren eigenen Eltern eher beobachtet, wie man nebeneinanderher lebt, Konflikte unter den Teppich kehrt, nur noch über Organisatorisches oder über andere Leute spricht und dass es das gefühlt größte emotionale Highlight ist, wenn an Weihnachten Kartoffelsalat und Wiener aufgetischt werden – selbst das aber auch selten ohne Reibereien. Was ich damit sagen will: Die wenigsten von uns haben gelernt, wie eine glückliche Beziehung überhaupt funktioniert – weder in der Schule noch durch gute Modelle in der eigenen Familie.

Also bleibt uns nichts anderes übrig, als es über die Trial-and-Error-Methode zu lernen. Und das kann in der Sturm-und-Drang-Phase des Lebens ja auch irgendwie Spaß machen. Das Problem ist: Wenn Kinder mit ins Spiel kommen, wird es so existenziell. Denn durch dieses Elternsein kommen wir schnell mit alten Sehnsüchten, Hoffnungen und Erwartungen in Berührung – das alles natürlich eher unbewusst –, was es besonders pikant macht.

Durch den anhaltenden Stress und den chronischen Schlafmangel fallen wir allein durch neuropsychologische Prozesse schneller in uralte Verhaltensmuster zurück. Und die zeigen sich natürlich und am allerliebsten in unseren Beziehungen. Denn genau da sind sie schließlich einst auch entstanden.

Die alten Muster führen dazu, dass wir gefühlt die Kontrolle über uns selbst verlieren. Im schlimmsten Fall können wir uns förmlich dabei zusehen, dass unser Verhalten gerade total Banane ist. Und können trotzdem nicht damit aufhören.

Das Ganze wird nicht besser dadurch, dass viele aus unserer Elterngeneration die Tendenz haben, überhöhte Ansprüche an sich selbst zu stellen, und das natürlich auch in der Erziehung geltend machen. Dieser Anspruch führt Familien häufig in eine Sackgasse. Und leider findet Google keine Wegbeschreibung zurück zu dem in der Tiefe so sehr ersehnten Familienglück

Ich kenne das Gefühl selbst sehr gut, keine f*cking Ahnung mehr zu haben, wie ich DAS Ding noch rumdrehen könnte. Einfach weil es sich durch und durch schwer und einfach nur unlösbar anfühlt. Das kann ziemlich Furcht einflößend sein. Und das kann vor allem etwas sein, das man am allerliebsten ganz weit wegschieben möchte. Weswegen die Trennung auf einmal ziemlich attraktiv erscheinen kann. Und das ist so schade. Denn meistens sehnen wir uns alle in der Tiefe ja nach etwas sehr Ähnlichem: nämlich nach Liebe. Anerkennung, Wertschätzung. Danach, gesehen zu werden. Wirklich gemeint zu sein. Und wir können es uns gegenseitig trotzdem nicht geben. Und genau das macht das Ganze so dramatisch.

Kern der Dramaturgie ist, dass einerseits niemand von uns gelernt hat, Krisen innerhalb von Beziehungen konstruktiv und Nähe schaffend zu gestalten. Dass wir aber andererseits den Anspruch an uns und unser Gegenüber haben, es draufhaben zu müssen. Schließlich ist das doch die Definition von Liebe, oder?! Wenn man sich liebt, dann müsste das doch laufen. Oder?!

Spätestens hier wird ersichtlich, dass die allermeisten von uns dem Hollywoodmythos ausgeliefert sind: In den schillernden Märchengeschichten dieser Zeit, die wir auf großen Kinoleinwänden in 3-D bestaunen, besteht der toughste Part darin, das Gegenüber für sich zu gewinnen. Dann kommt der Augenblick der großen Liebe – und sie leben glücklich und zufrieden bis an ihr Lebensende. Liebe wird uns als etwas verkauft, das da ist und dableibt. Mühelos. Daher ist für viele der Moment, in dem sie beginnen müssten, an ihrer Liebe zu arbeiten, ein Zeichen des Scheiterns. Ein Beweis für das Versagen. Ein Hinweis dafür, dass ihre Liebe nicht mehr auszureichen scheint. Aber das ist Blödsinn! Liebe ist kein Gefühl, das einfach da ist. Liebe ist eine Entscheidung. Liebe ist ein Prozess. Liebe bedeutet tägliches Investment. Einander wirklich zu lieben, ist ein Lernprozess. Eben weil

die allerwenigsten von uns von den eigenen Eltern, der Kultur und schon 50-mal nicht vom Bildungssystem darauf vorbereitet wurden.
Eine langfristig glückliche Beziehung ist kein gottgegebenes Zufallsprodukt, das durch Luft und Liebe entsteht. Eine gute Beziehung bedeutet Arbeit! Sie ist das Ergebnis intensiver Zusammenarbeit. Und das ist nicht immer nur romantisch, schön und herzallerliebst.
Bei Conrad und mir brachte es extrem viel Entlastung in unser System, als wir gemeinsam anerkannten, dass die Tatsache, dass wir uns streiten, *nicht* bedeutet, dass wir uns nicht lieben. Sondern eigentlich sogar das Gegenteil: Wo Bindung ist, ist immer Reibung.
Die Tatsache, dass wir uns in die Haare kriegen, ist also eigentlich Inbegriff eines Beweises dafür, *dass* wir in Beziehung sind. Es hat so viel Druck genommen, gemeinsam anzuerkennen, dass wir zwar (noch) nicht wissen, wie wir eine Reibung konstruktiv lösen können, dass das aber *nicht* beweist, dass keine Liebe mehr da ist. Und der Fakt, dass wir beide gewillt sind, Beziehung miteinander lernen zu wollen, war *der* Lichtblick, der uns gemeinsam hat wieder aufstehen lassen. Und plötzlich war es wieder machbar. Plötzlich saßen wir wieder in einem Boot. Und das war bereits ein Teil unserer eigentlichen geteilten Sehnsucht.

GEMEINSAM AN KONFLIKTEN WACHSEN

Fakt ist: Ein Kind belastet die Paarbeziehung auf bisher unbekannten Dimensionen. Fakt ist auch: Die allerwenigsten von uns haben gelernt, wie wir Nähe schaffend mit Krisen innerhalb von Beziehungen umgehen können. Das führt in den allermeisten Familiensystemen erst mal zu ordentlich Rambazamba. Ihr seid damit nicht alleine!
Ein alter Paartherapeut-Witz trifft den Nagel auf den Kopf: Es gibt zwei Arten von Elternpaaren: die, bei denen alles rundläuft. Und die, die wirklich ehrlich sind.

Jedes Paar wird durch die Elternschaft mit Krisen konfrontiert. Die Häufigkeit der Konflikte sagt übrigens auch überhaupt nichts Entscheidendes über die Beziehungsqualität aus. Glückliche Paare unterscheiden sich von unglücklichen Paaren vielmehr in der Art und Weise, *wie* sie mit den Herausforderungen umgehen. Wenn wir es als Paar schaffen, das Scheitern zu erhellen, und die Möglichkeit in Betracht ziehen, dass genau darin ein wunderschönes Potenzial liegt, kann uns nichts mehr passieren.

Im richtigen Licht betrachtet, sind Konflikte ein Liebesbeweis. Aus der richtigen Perspektive wird aus einer Krise die Chance, mehr über sich selbst und über den anderen zu erfahren. Aus dem richtigen Blickwinkel schenkt euch eure Krise die Möglichkeit, das Familienleben zu erschaffen, wonach ihr euch sehnt.

Bevor du weiterliest, lass uns kurz für eine zentrale Grundannahme dieses Buches gemeinsam stehen bleiben:

Liebe ist da, gerade weil wir im Konflikt sind.

Das eine schließt das andere nicht aus. Lass uns daher gemeinsam darauf schauen, wie wir den dunklen Stunden innerhalb der Paarbeziehung die Bedrohlichkeit entziehen können. Um gemeinsam daran zu wachsen. Und: Es ist okay, noch nicht zu wissen, wie das geht. Das hat niemand von uns wirklich gelernt. Lasst es uns daher zusprechen, auf diesem Feld gemeinsam und freudvoll zu lernen. Und lasst uns Fehler als Lernfelder willkommen heißen, statt sie als Damoklesschwert des Scheiterns über uns schweben zu lassen.

Hierfür stelle ich dir im nächsten Kapitel erst mal die zehn krassesten Fehler vor, die Conrad und ich auf unserem Weg zu unserer Trennung hingelegt haben. Im Laufe der Eltern- und Paarberatung habe ich diese Fehler übrigens auch immer wieder bei meinen Klient:innen entdeckt. Und weil Menschen am besten von Geschichten lernen, stelle ich dir zu jedem Fehler ein Paar vor, anhand dem wir

dann gemeinsam den zugrunde liegenden Fehler herausarbeiten. Die Namen der Paare sind geändert, genauso übrigens wie alle anderen Namen in diesem Buch. Die Geschichten beruhen aber eins zu eins auf meinen Paarberatungen.
Falls du dich oder euch in einem dieser Fehler wiedererkennst, feiere dich dafür! Denn das ist die perfekte Grundlage für eine Veränderung. Damit du dann in deinem Familienalltag auch wirklich in die Umsetzung kommen kannst, gibt es zu jedem Fehler einen schnellen, aber effizienten Love-Hack to go.
In zweiten Teil des Buches nehme ich dich ein bisschen tiefer mit rein in die Hintergründe der zehn Fehler und stelle dir mein zugrunde liegendes familienpsychologisches Konzept vor. Danach erfährst du, wie du Konflikten vorbeugen kannst und was du tun kannst, um die Wahrscheinlichkeit auf eine konstruktive Klärung zu erhöhen. Und zum Schluss gehe ich dann noch auf die häufigsten Konfliktpunkte in Elternpaarbeziehungen ein und wie ihr sie Schritt für Schritt lösen könnt, ohne euch an die Gurgel zu gehen.
Ich möchte diese Stelle des Buches auch noch nutzen, um mit dir über den Umgang mit dem Gendern während unserer gemeinsamen Zeit hier zu sprechen: Ich bin der Überzeugung, dass Sprache wirkt, und dankbar für die steigende Sensibilisierung für die Relevanz von Gleichwertigkeit der Geschlechter. Allerdings stellte sich im Schreibprozess heraus, dass der Lesefluss an vielen Stellen dieses Buches extrem beeinflusst ist, wenn alle möglichen Geschlechterkonstellationen berücksichtigen werden. Da mir Gendern aber generell am Herzen liegt, habe ich mich Nina-alike für eine punkige Variante entschieden: Meine Form des Genderns wird also sein, dass ich mal von ihr, mal von ihm, mal von ihr und ihr, mal von ihm und ihm und mal von Partner:innen schreiben werde.

Ich freue mich mega auf dich und sage »bis gleich im Hauptteil des Buches«.

Zehn Fehler, mit denen ihr eure Beziehung garantiert in den Sand setzt –

und was ihr dagegen tun könnt

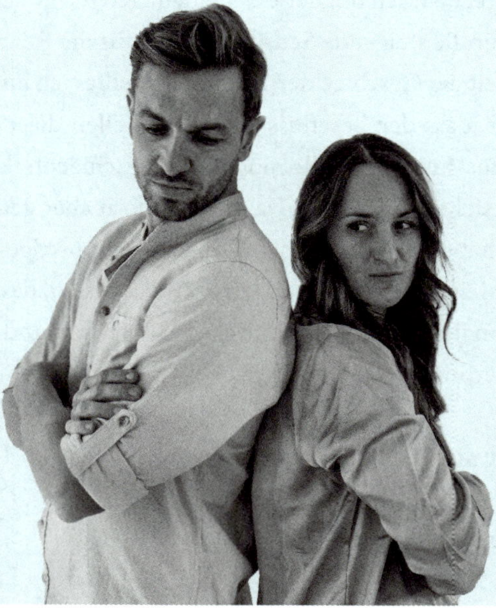

FEHLER 1: DIE SCHOCKIERENDE VORBEREITUNGSLÜCKE

Anne und Thomas

Anne (34, Grundschullehrerin) und Thomas (37, Unternehmensberater) sind seit fünf Jahren ein Paar und haben ein absolutes Wunschkind. Zum Zeitpunkt unserer Zusammenarbeit ist ihre Tochter 18 Monate alt.
Kaum den positiven Schwangerschaftstest in den Händen, haben Anne und Thomas begonnen, Vorbereitungen zu treffen: Sie haben das perfekte Beistellbettchen rausgesucht und die Vor- und Nachteile von Stoffwindeln im Vergleich zu Einwegwindeln abgewogen. Thomas hat eine Excel-Tabelle für den perfekten Kinderwagen angelegt und Anne war um den richtigen Wolle-Seide-Anteil für die Erstausstattung bemüht – wärmend, aber nicht zu kratzig, schließlich erwarteten sie ein Winterbaby. Gefühlt waren die beiden die gesamte Schwangerschaft im Doing-Mode und mit tausend Dingen beschäftigt: Vaterschaftsanerkennung, Geburtsvorbereitung, Wochenbettsuppe einkochen, Elterngeld und Elternzeit beantragen. Weil Thomas besser verdient, entschieden sie gemeinsam, dass Anne die Elternzeit komplett übernehmen und drei Jahre mit der Kleinen zu Hause bleiben würde.
Gefühlt waren sie perfekt vorbereitet, alles war set up.

Doch als ihre Tochter dann auf der Welt war und Thomas nach einer Woche wieder Vollzeit arbeitete, inklusive der branchenüblichen Überstunden, musste Anne feststellen: Wir sind *überhaupt* nicht vorbereitet! Der Alltag mit Baby führte bei ihr zu einem Mash-up aus Über- und Unterforderung. Sie war frustriert, weil sie gefühlt 24/7 am Machen und Tun war, aber trotzdem nie zu ihrer Zufriedenstellung »fertig« wurde. Ständig gab es etwas zu erledigen. Nie hatte sie Feierabend. Schon nach ein paar Monaten vermisste sie ihren Job und beneidete Thomas, der in ihren Augen im Vergleich zu ihr einen entspannten Tag hatte. Wenn Thomas nach dem Arbeiten noch Sport machen wollte, wurde sie wütend, dass er sich das jetzt auch noch so selbstverständlich rausnahm, obwohl er in ihren Augen im Vergleich zu ihr doch schon einen total entspannten Tag hatte. Das wiederum verärgerte ihn, der in seinen Augen doch alles tat, um ihr eine sorglose und schöne Elternzeit zu ermöglichen. So begann sich Missgunst in ihre Beziehung einzuschleichen. Keiner gönnte dem anderen mehr so richtig Zeit für sich und jeder war der Meinung, mehr zu leisten als der andere. Anne beklagte sich über Thomas' zunehmende Distanz und über seine mangelnde Unterstützung mit dem Baby. Thomas war genervt, weil seine Frau gefühlt ständig unzufrieden war, egal, wie sehr er sich bemühte. Im Grunde genommen wünschten sie sich beide mehr Wertschätzung für ihren Beitrag in das Familiensystem und mehr Zeit für sich selbst.

DER KNACKPUNKT: FALSCHE VORSTELLUNGEN

Wenn ein Paar schwanger wird, ist es damit beschäftigt, sich um tausend Dinge zu kümmern. Das Fiese ist, dass Erstausstattungslisten und Co. den Eindruck vermitteln: Wenn das alles abgehakt ist, sind wir gut vorbereitet. Die Wahrheit ist aber, dass wir uns zum einen auf ganz viel überhaupt gar nicht vorbereiten können. Elternschaft entzieht sich unserer Kontrolle. Wir wissen nicht, was für eine Persönlichkeit unser Kind haben wird und ob es sich beispielsweise überhaupt in den perfekt recherchierten Kinderwagen ablegen lässt. Überhaupt können wir uns die allermeisten Dinge, die mit Elternschaft zu tun haben, im Voraus gar nicht vorstellen, beispielsweise die komplett neue Beziehung zu Fäkalien.

Zum anderen kommt dazu, dass auf allen Checklisten eine verheerende Lücke existiert: die *eine* Sache, auf die wir uns als Eltern wirklich und garantiert vorbereiten können:

- Wir werden zu wenig Schlaf haben.
- Wir werden am Limit sein.
- Unsere Autonomie geht erst mal flöten.
- Wir werden zu wenig Zeit haben, sowohl für uns selbst als auch für uns als Paar.

Das Einzige, was wir wirklich planen können, ist, dass uns Elternschaft an den Rand unserer Kapazitäten bringt – und darüber hinaus. Nur bereiten sich die allerwenigsten genau darauf vor.

Das führt bei den meisten Elternpaaren dazu, dass sie unbewusst in alte Rollenklischees reinschlittern, so wie bei Anne und Thomas: Sie übernimmt alles, was mit den Kindern zu tun hat, er das Brotverdienen und das Auto. Das kann absolut funktionieren. Für viele Paare verbirgt sich aber hier ein großes Konfliktpotenzial. Tatsächlich ergeben sich in heterosexuellen Partnerschaften der Großteil der Konflikte immer noch aus der Aufgabenverteilung im alltäglichen geteilten Leben (Haushalt, Verantwortlichkeit für die Kinder). Bei homosexuellen Paaren ist das *nicht* der Fall! John M. Gottman, führender amerikanischer Professor für Psychologie, der durch seine Forschung zur Ehestabilität weltweit bekannt wurde, erklärt das damit, dass gleichgeschlechtliche Paare Aufgaben des geteilten Lebens nach Kompetenzen verteilen. Folglich sprechen sie also auch mehr darüber, wer was übernehmen kann und möchte – und was nicht. So streiten sich homosexuelle Paare durchschnittlich tatsächlich signifikant weniger um die Dinge des alltäglichen Lebens als heterosexuelle Paare.[3] Hier führen die ewigen Streitereien rund um Haushalt und Kinderversorgung dann häufig zu Missgunst, Neid, gegenseitigen Abrechnungen und Vorhaltungen: »*Ich* hab den ganzen Tag gearbeitet.« – »Ja und *ich* etwa nicht, oder was?«

Jede:r müht sich ab und blickt neidisch auf das grünere Gras auf der anderen Seite, anstatt sich gegenseitig zu unterstützen. Und das ist Gift für jede Beziehung.

So erleben nicht wenige Paare tatsächlich einen Schock: dass dieses kleine Baby natürlich wundervoll und herzallerliebst ist – dass es uns als Mensch und als Paar aber auch ganz schön tief in die Scheiße reiten kann. Wie können wir uns also auf diesen unvorhersehbaren Ozean aus Stress vorbereiten? Was ist denn am Ende wirklich wichtig? Diese Lücke sollten wir als Paar auf jeder Checkliste unbedingt ergänzen.

Die einzige sinnvolle Vorbereitung

Um als Paar über diesen unberechenbaren Ozean von Stress und Unvorhersehbarem zu schippern, ohne uns dabei an die Gurgel zu gehen, brauchen wir Leitsterne, die uns selbst in den dunkelsten Stunden Halt und Orientierung schenken. Für Conrad und für mich war ein klares Wertesystem dieses Netz an Sicherheit, dass uns wieder gemeinsam auf Kurs gebracht hat.

Meines Erachtens ist das eine der wichtigsten Vorbereitungen für Eltern. Lass uns daher schauen, wie so ein Wertesystem auch Anne und Thomas aus der Misere geholfen hat:

Ein erster wichtiger Schritt war, festzuhalten, wo die beiden stehen:

Anne: »Ich bin total frustriert, erschöpft und hab keinen Bock mehr, nur Mama zu sein.«

Thomas: »Ich arbeite den ganzen Tag und kann weder meinem alten noch meinem neuen Leben wirklich gerecht werden.«

Und wo beide gerne hinmöchten:

Anne: »Ich will selbstbestimmt mein Leben leben.«

Thomas: »Ich will für meine Familie da sein.«

Das ist übrigens immer eine gute Idee: sich als Paar zunächst eine solide Ausgangsgrundlage zu erschaffen – an Wissen, wo beide jeweils stehen, egal, vor welcher Veränderung ihr gerade steht, ob ihr frisch schwanger seid oder die Geburt des ersten Enkelkindes erwartet.

Als Nächstes habe ich Anne und Thomas gefragt, welche drei bis maximal fünf Werte es braucht, damit sie ihre Ziele gemeinsam erreichen können. Folgendes haben sie für sich festgehalten: Wertschätzung, Transparenz, Respekt.

Auf der Grundlage dieser Werte konnten sich Anne und Thomas konstruktiv der Frage stellen, wie sie mit ihrer Unzufriedenheit umgehen möchten. Beispielsweise war es für beide extrem wichtig, festzuhalten, sich gegenseitig für das wertzuschätzen, was sie aktuell für das Familiensystem leisten. Indem Thomas begann, Anne mehr wertzuschätzen für das, was sie leistete, fühlte sie sich selbst auch wieder wirksamer. Und indem Anne anerkannte, was Thomas für das Familiensystem mit einbrachte, wurde es auch ihm wieder leichter möglich, Anne bei den alltäglichen Dingen zu unterstützen. Denn er hatte nicht mehr das Gefühl, dass sie mit dem, was er tat, ständig und ausschließlich unzufrieden war.

Durch den Wert der Transparenz war es beiden möglich, die Karten auf den Tisch zu legen: So konnte sich Anne mit ihrem Frust über das Vollzeit-Mama-Sein und mit der Sehnsucht nach ihrer Arbeit zeigen. Der Wert von Respekt gab ihr die Sicherheit, von Thomas dafür nicht verurteilt zu werden.

Die beiden entschieden sich schließlich dafür, ihre Tochter mit zwei Jahren zu einer Tagesmutter zu bringen, damit Anne wieder in Teilzeit ihren Job aufnehmen konnte.
Ein klares Wertesystem ist die perfekte Grundlage für eine konstruktive Konfliktklärung und zielführende Lösungsfindung. Wir können uns gegenseitig immer wieder fragen: Handeln wir hier gerade im Sinne unserer zentralen Leitsterne? So können wir konstruktiv Kritik äußern, ohne einander anzugreifen. Entscheidungen hinterfragen, ohne einander zu bedrohen. Leitsterne schenken euch Sicherheit, Halt und Orientierung.

Es ist nie zu spät

Vielleicht denkst du dir an der Stelle: »Na toll! Das haben wir ja voll verkackt! Unser Kind kommt jetzt bald in die Schule und wir haben uns über nichts von all dem unterhalten. Zeit lässt sich ja nicht zurückdrehen, also können wir hier wohl nichts mehr machen …?«
Doch! Natürlich! Dieser Punkt bleibt und wird immer dann relevant, wenn ihr als Paar eine neue Ausgangsgrundlage von Informationen habt oder ein neuer Lebensabschnitt, eine neue Herausforderung oder eine Veränderung am Status quo ansteht.
Wenn euer Kind bald eingeschult wird, habt ihr euch sicherlich darüber Gedanken gemacht, welche Schulform für euch passt – privat oder städtisch, welcher Schulranzen ergonomisch optimal für den Rücken des Kindes ist und ob er den neusten Ökotest besteht, was in die Schultüte kommt (und was bitte nicht) und in welches Restaurant ihr die Verwandtschaft zum Essen einladet, damit jeder etwas auf der Speisekarte findet.
Aber habt ihr auch darüber gesprochen, wie ihr zu Leistungsdruck steht? Worauf möchtet ihr den Fokus während der Schulzeit richten? Was wünscht ihr euch und eurem Kind für die Schulzeit? Wie habt ihr selbst die Schulzeit erlebt? Was davon wünscht ihr eurem Kind ebenfalls und was möchtet ihr bewusst ausklammern? – Kurzum:

Welche Werte möchtet ihr der Schulzeit eures Kindes überordnen? Egal, welcher neue Abschnitt im Familienleben ansteht: Es gibt immer einen Haufen von To-dos, die uns von allen Seiten als unbedingt obligatorisch verkauft werden.. Wir können uns also immer in unnötige Details verrennen (wie den Kinderwagen oder die Schultüte) und dabei die *wirklich* relevanten Dinge aus den Augen verlieren (etwa wie wir uns in Stressmomenten gegenseitig entlasten können). Um das zu vermeiden, hilft euch der erste Love-Hack to go.

LOVE-HACK TO GO N° 1: PLANT DAS PLANBARE

Elternschaft fordert uns – lebenslänglich. Egal, wie alt unsere Kinder sind, wir kommen immer wieder an neue Herausforderungen und damit auch an neue Grenzen. Und eine der wenigen Konstanten im Elternpaar-Dasein ist der Stress. Meistens wissen wir aber wenig bis gar nichts darüber, wie wir und unsere Partner:innen uns in Extremsituationen verhalten und was wir brauchen, um uns (gegenseitig) wieder zu regulieren.

Daher lädt dich dein erster Love-Hack to go ein, deinen Partner (oder dir selbst) einmal folgende Fragen zu stellen:

- Was ist deine Art, mit Stress umzugehen?
- Woran kann dein:e Partner:in erkennen, dass du unter Stress bist?
- Was kann dein:e Partner:in dazu beitragen, dich zu regulieren?
- Wie könnt ihr jeweils ausdrücken, dass ihr an eure Grenzen kommt, ohne einander zu verletzen?

Wenn wir anerkennen, dass uns der elterliche Stress nicht voneinander trennt, sondern verbindet, können wir unsere Energie dafür nutzen, uns gegenseitig zu unterstützen, statt uns zu bekriegen. Und das macht das Miteinander im Handumdrehen so viel leichter und schöner.

HÄUFIG DAZU GEFRAGT: WAS, WENN ER NICHT IN DIE PUSCHEN KOMMT?

»Ich habe ihm tausendmal gesagt, dass ich mir wünsche, dass wir die Verantwortung teilen. Aber es interessiert ihn einfach nicht. Und am Ende bin doch ich wieder diejenige, die ihm alles hinterherträgt. Selbst wenn dann er derjenige ist, der auf den Elternabend geht, war es am Ende doch wieder ich, die ihn daran erinnert, dass er stattfindet. Was soll ich denn machen, wenn er einfach nicht in die Puschen kommt?« So oder ähnlich werde ich an dieser Stelle häufig von meinen Klientinnen gefragt.

An der Stelle ist es erst mal wichtig, dass du es deinem Partner zusprichst, dass er es auf seine Art und Weise machen darf. Übe dich darin loszulassen und gebe ihm die Möglichkeiten, aus Erfahrungen zu lernen. Mit dieser neuen inneren Freiheit gehe wohlwollend ins Gespräch, am besten indem du Fragen stellst, die eine kognitive Dissonanz erzeugen. Die kognitive Dissonanz ist ein innerer Zustand, der entsteht, wenn wir erkennen, dass unsere Ziele, Wünsche oder Ansichten zueinander in Widerspruch stehen oder dem eigenen Verhalten widersprechen. Dieser Zustand ist für uns maximal unangenehm, weswegen wir eine innere Motivation entwickeln, etwas zu verändern. Lasst uns das an einem Beispiel verdeutlichen:

Wenn er eigentlich den Wunsch hat, ein glückliches Familienleben zu führen, seine Partnerin ihn aber seit Wochen nur noch anmeckert, weswegen er sich immer weiter zurückzieht, dann steht das Verhalten (Rückzug) im Widerspruch zu seinem Wunsch (Familienglück). Kognitive Dissonanz könnte entstehen. Da dieser Zustand aber maximal unangenehm ist, wird er versuchen, ihn zu vermeiden, indem er nach Gründen für sein Gefühl und/oder für sein Verhalten sucht. Beispielsweise denkt er sich dann: »So ist das eben, wenn man Kinder hat«, »Sie ist einfach überempfindlich« oder »Den Abend allein zu verbringen, ist eh viel schöner«.

Würde er den Zustand der kognitiven Dissonanz dagegen zulassen, würde das eine Verhaltensänderung begünstigen.

Kognitive Dissonanz lässt sich durch einfache Fragen erzeugen. Hier sind ein paar Beispiele, was du deinen Partner fragen könntest:

- Was für ein Vater/Partner möchtest du sein?
- Was wünschst du dir, was dein Kind in zehn Jahren über eure Beziehung sagen wird?
- Was hättest du dir von deinem Vater gewünscht?
- Was wünschst du dir für dein Kind?
- Was soll dein Kind für eine Persönlichkeit werden? Wie kannst du es dahingehend unterstützen?

Wichtig ist, mit an der Stelle zu betonen, dass ich total gut verstehen kann, dass du einen hohen Veränderungsdruck hast. Es nervt, wenn unser:e Partner:in nicht in die Puschen kommt. Gerade weil ich das so gut nachvollziehen kann – und es selbst lange falsch gemacht habe –, ist es mir an der Stelle noch mal enorm wichtig, zu betonen: Je doller du drückst, desto weiter wird dein Gegenüber zurückweichen.

Don't get me wrong: Der Punkt ist wichtig und gehört auf den Tisch. Aber Druck erzeugt nur Gegendruck. Schau daher zuallererst darauf, wie du Druck für dich rausnehmen kannst. Kannst du dich beispielsweise an einer anderen Stelle entlasten – durch eine Haushaltshilfe, eine Babysitterin oder einen guten Freund, um die Druckstelle mit deinem Partner oder deiner Partnerin erst mal anderweitig zu entlasten, damit dieser Prozess die Zeit bekommt, die er eben braucht?

FEHLER 2: DIE EIERLEGENDE WOLLMILCHSAU

Mara und Ben

Mara (35, Führungskraft in einem Großkonzern) und Ben (35, Elektroingenieur) sind seit 14 Jahren ein Paar und haben zwei Kinder (6 und 4 Jahre). Mara hatte schon immer sehr große berufliche Ambitionen und Ben große Lust, sich als Vater einzubringen. Daher war für das Paar klar, dass sie sich den Familienalltag von Anfang an 50 : 50 aufteilen.

Mara berichtet, dass sie während der Schwangerschaften diejenige war, die neue Impulse aufgenommen und in die Familie eingebracht hat (Familienbett, Bedürfnisorientierung und so weiter). Ben habe das immer interessiert auf- und größtenteils auch übernommen. Als die beiden zu mir in die Beratung kommen, hat Mara gerade relativ frisch ein größeres Team zugewiesen und damit auch mehr Verantwortung im Unternehmen bekommen. Dementsprechend steht sie vermehrt unter Druck und Stress. Ben versucht, sie zu entlasten, wo es geht, und übernimmt derzeit die meisten alltäglichen Aufgaben im Familienalltag.

Die beiden kommen in die Beratung, weil sie das Gefühl haben, sich als Paar verloren zu haben und eigentlich nur noch zu funktionieren oder zu streiten. Mara ist frustriert, weil sie Ben als »passiven Konsumenten« der Beziehung erlebt und jeder Impuls, jede Initiative immer nur von ihr ausginge. So wie auch jetzt das mit der Beratung. Sie hat den Eindruck, es würde nichts passieren, wenn sie nicht die Feder in der Familie führt. Und dass dann alles im Chaos versinken würde, die Kinder autoritär erzogen werden würden und jedes Gespräch in Streit münden würde. Sie sei kräftetechnisch am Ende und würde sich wünschen, dass Ben mehr Führung übernimmt.

Ben pflichtet ihr in vielem bei, fühlt sich jedoch ungerecht behandelt, da er in seinen Augen durchaus und sehr viel in die Beziehung und das Familienleben miteinbringt. In Konfliktmomenten habe er häufig das Gefühl, ihren Ansprüchen nicht gerecht werden zu können, weswegen er gar nicht erst versuchen würde, sie zu lösen. Er betont, dass er sich aber nichts mehr wünscht, als die Beziehung zu Mara wiederzubeleben.

DER KNACKPUNKT: UNREALISTISCHE ERWARTUNGEN

Wir machen häufig den Fehler, dass wir keine:n Partner:in, wollen, sondern eine eierlegende Wollmilchsau. Wir wollen geführt werden und uns selbst entfalten. Wir wollen einen erfolgreichen, sexy Businessman *und* einen Künstler-Freigeist-Punker. Wir wollen ihre mütterliche Fürsorge *und* die sexy Hexi. Bitte auch unbedingt empathisch und sensibel, aber nicht zu weinerlich oder etwa kitschig. Romantisch aber schon. Natürlich auch solide und bodenständig, aber trotzdem wild und witzig. Erfolgreich, mit Drive, Biss und einer großen Vision, aber trotzdem ein fürsorglicher Familienmensch, der sich um die kranken Kinder kümmert. Und das alles bitte auf einmal, verbunden mit der Gabe, anhand eines Wimpernschlags zu erkennen, was davon gerade gefragt ist. Dabei sollte die andere uns perfekt ergänzen, es aber unbedingt auf ihre Weise umsetzen, es am Ende aber am besten trotzdem genauso machen wie wir. To keep a long story short: in den allermeisten Fällen haben wir unrealistische Erwartungen an den Partner!

Komischerweise fällt es uns bei Freund:innen leichter anzuerkennen, dass wir mit der einen richtig gut feiern gehen können, uns dagegen besser bei dem anderen melden, wenn wir ein Problem besprechen möchten. Und damit sind wir absolut fein. Bei unserem Partner haben wir dagegen irgendwie den Anspruch, dass er alles in einem sein muss – eben eine eierlegende Wollmilchsau. Superhäufig machen wir den Fehler, dass wir erwarten, dass unser:e Partner:in *alle* unserer Beziehungsbedürfnisse erfüllen können sollte.

In einer Beziehung sehnen wir uns häufig nach Polaritäten: Wir möchten frei sein und dennoch eng gebunden. Wir möchten wild und ekstatisch sein, brauchen aber einen sicheren Hafen. Wir wollen uns ausdrücken können und den anderen in uns aufnehmen können. Wir wollen Einfluss nehmen und uns hingeben können. Wir wollen Spaß haben und in die Tiefe gehen können.

Nun verhält es sich so, dass in einer Beziehung meistens einer mehr den einen und die andere eher den anderen Pol besetzt. Zu Beginn einer Beziehung finden wir meistens genau das extrem anziehend. Auch Ben war damals wie elektrisiert von Maras Kraft. Und Mara genoss das Gefühl, bei ihm einfach sein zu können, ohne etwas leisten zu müssen. Irgendwann aber wird das, was einmal eigentlich eine perfekte Ergänzung war, plötzlich zum Problem: Auf einmal wird er langweilig oder profillos. Und sie ständig unzufrieden und viel zu anspruchsvoll.

Einer der Gründe dafür ist, dass wir die Erwartung haben, dass unser Partner jeden Pol unserer Beziehungsbedürfnisse besetzen können sollte. Aber das *kann* nicht funktionieren. Denn kein Mensch kann jemals alles bedienen. Kein Mensch wird jemals zur eierlegenden Wollmilchsau.

Wichtig finde ich, dass das nicht bedeutet, dass du zurückstecken musst. Denn *alle (!)*, wirklich alle deine Beziehungsbedürfnisse sind durch und durch berechtigt. Du darfst nur anerkennen, dass es nicht einzig und allein die Aufgabe deiner Partnerin ist, diese zu erfüllen. Und du darfst prüfen, ob die Erwartungen, die du an sie stellst, realistisch sind.

Ja, ich weiß: Das ist ein harter Brocken! Ich habe ihn auch nicht gerne geschluckt. Ehrlich gesagt, habe ich mich mindestens fünf Jahre dagegen gesträubt. Ich hätte es wirklich angenehmer gefunden, wenn es tatsächlich Conrads Aufgabe wäre, zur eierlegenden Wollmilchsau zu werden. Hätte mir wirklich besser gefallen. Hat aber nicht geklappt. Er ist immer noch »nur« ein heißer Ingenieur.

Hier kommt nun, was stattdessen für mich und damit auch für uns funktioniert hat: Als Allererstes war es superwichtig für mich anzuerkennen, dass wir verschieden sind. Don't get me wrong: Ich bin ein großer Fan der Genderdebatte. Ich finde, dass dadurch wirklich wichtige Themen zur Sprache kommen. Und es ist gut, dass wir uns als Kultur und als Gesellschaft dafür sensibilisieren, an wie vielen Ecken und Kanten wir noch nicht wirklich auf Augenhöhe sind. Ich sehe aber auch, dass viele der Beziehungsprobleme, die die meisten Elternpaare heute haben, von dem Anspruch herrühren, dass Männer und Frauen gleich sein sollten. Ich denke, das ist Bullshit. Natürlich sind wir gleichwertig und gleichberechtigt. Aber wir sind definitiv verschieden!

Tatsächlich haben die meisten Frauen und Männer sehr verschiedene Strategien, um mit emotionalen Stresssituationen umzugehen: Wenn Frauen vor einer (emotionalen) Herausforderung stehen, suchen sie Austausch. Sie fühlen sich wertgeschätzt, wenn ihnen Raum gegeben, zugehört und Mitgefühl entgegengebracht wird. Das Miteinander-im-Kontakt-Sein, *ist* für viele Frauen bereits der Mamutanteil der Lösung. Folglich drücken sie ihre Zuwendung auch so aus: Wenn SIE merkt, IHM geht es nicht gut, möchte sie mit ihm darüber reden.

Die meisten Männer bewältigen den emotionalen Stress einer Herausforderung dahingegen, indem sie Lösungen suchen. Wenn das nicht gelingt, ziehen sie sich lieber zurück – entweder um im stillen Kämmerlein weiterhin nach einer Lösung zu suchen oder um sich abzulenken und sich so zu regulieren. Viele Männer fühlen sich wertgeschätzt, wenn ihnen ihr Clan zutraut, die Dinge allein zu lösen. Folglich drücken sie ihre Zuwendung auch so aus: Wenn SIE ein Problem hat, will ER Lösungen für sie finden.

Das reicht in vielen Beziehungen schon für einen Clash aus. Sie will reden, er nicht. Ein Klassiker. Beim genaueren Hinschauen ist aber zu erkennen: Es sind am Ende eigentlich nur verschiedene Strategien zur Emotionsregulation.

Für Conrads und meine Beziehung war es ein echter Gamechanger, als ich die Erwartung losgelassen habe, dass er mehr so sein sollte wie ich. Und als ich eine Akzeptanz und damit auch eine Wertschätzung für das aufbringen konnte, was er mit in die Beziehung einbringt.

Folgende vier Schritte haben mir dabei geholfen – und übrigens auch Mara und damit hoffentlich auch dir:

1. Sich selbst wertschätzen

Hinter meinem Ziehen und Zerren, dass Conrad mehr so werden sollte wie ich, steckte eigentlich der Wunsch, dass er erkennt, wie wichtig es ist, was ich einbringe. Wenn er den Wert darin erkennen würde, so dachte ich, wäre doch die einzige logische Schlussfolgerung, es mir gleichzutun. Ein wichtiger erster Schritt war daher für mich, dass *ich* beginnen konnte, den Wert meiner Qualitäten, die ich in die Familie hineintrage, anzuerkennen. Etwa, dass ich kompetent in Gesprächsführung bin. Dass ich einen feinen Blick für Dynamiken habe. Kompetent in Beziehungsfragen bin. Führen kann. Und eine Initiatorin bin.

Als ich begann, mich selbst dafür wertzuschätzen, konnte ich es auch wieder freudvoll und aus einer neuen Fülle heraus in die Familie hineintragen, statt von Conrad zu erwarten, es mir gleichzutun.

2. Das Gegenüber in seinen Kompetenzen sehen

Als ich begann, mich selbst für mein Sosein zu würdigen, konnte ich mich gefühlt das allererste Mal wieder für die Kompetenzen öffnen, die Conrad in unsere Beziehung mit einbringt. Ich konnte wieder würdigen und anerkennen, dass er mich mit seinen Qualitäten ergänzt: Ich gehe nach vorne. Conrad stärkt mir den Rücken. Ich habe viele neue Ideen, Conrad kümmert sich um die Umsetzung.

Wir dürfen verschieden sein. Und wenn wir beginnen, uns gegenseitig für unser Sosein wertzuschätzen und anzuerkennen, liegt genau darin eine richtig geniale Chance.

3. Beziehungsbedürfnis offenlegen

Let's face it: Natürlich reicht es nicht nur aus, den anderen zu würdigen. Es ist ein guter erster Schritt, aber dann muss es weitergehen: Finde heraus, was dein eigentliches Beziehungsbedürfnis hinter deinem Ziehen und Zerren ist. Warum möchtest du, dass sich dein Gegenüber verändert?

Bei Mara versteckte sich hinter den Vorwürfen an Ben beispielsweise die Sehnsucht nach Hingabe. Endlich mal nicht federführend sein zu müssen, sondern sich in seine starken Arme fallen lassen zu können. Da war der Wunsch nach Geborgenheit und Sicherheit. Als das auf dem Tisch war, hatte Ben mit seiner Care-Taker-Strukturierung wieder wundervoll die Möglichkeit, aktiv zu werden und Mara das zu geben, wonach sie sich wirklich sehnt.

4. Selbstverantwortlich für das losgehen, was man braucht

Es ist ein wundervoller Schritt, uns mit unseren Beziehungsbedürfnissen ehrlich zu zeigen. Aber wir sollten nicht den Anspruch stellen, dass es damit die alleinige Verantwortung unseres Gegenübers ist, dieses Bedürfnis für uns zu erfüllen. Stattdessen sollten wir auch für uns rausfinden, was wir selbstverantwortlich dazu beitragen können.

Wenn du mehr Lust auf Thrill hast, aber dein Partner am Wochenende lieber auf der Couch schnuckeln möchte, dann ruf eine Freundin oder einen Freund an und geh aus! Nörgele und zetere nicht an ihm herum. Zeig dich mit deinem Bedürfnis. Sprich eine Einladung aus. Aber mach ihn nicht dafür verantwortlich. Kümmere dich selbst darum.

Mara kümmerte sich, was das angeht, übrigens um eine Master-Mind-Gruppe mit anderen Businessmüttern, um ihr Bedürfnis nach Austausch und Inspiration auch außerhalb der Beziehung zu Ben zu befriedigen. Ben übernahm das Fußballtraining der C-Jugend, wo er das Bedürfnis nach Anerkennung auch außerhalb der Beziehung zu Mara erfüllt bekam.

Warte nicht darauf, bis der andere dir von den Lippen ablesen kann, wonach du dich sehnst! Zeige dich mit deinen Bedürfnissen und Wünschen. Aber mach dich nicht abhängig von ihm. Eine Partnerschaft ist *eine* Option, Beziehungsbedürfnisse zu erfüllen. Aber definitiv nicht die einzige. Mach's dir notfalls selbst!

LOVE-HACK TO GO N° 2: KRITIKFASTEN

Pickt euch gemeinsam einen Tag raus, an dem ihr euch dazu committet, euch nicht zu kritisieren. Richtet stattdessen den Fokus an diesem Tag ganz bewusst auf die Stärken eures Gegenübers. Mit welchen Qualitäten bringt er/sie sich ein? Was kann er/sie richtig gut? Was schätzt ihr aneinander? Wofür liebt ihr euch?
Gebt euch dann am Abend (oder am nächsten Morgen – je nachdem, was besser zu eurer Struktur passt) jeweils zu mindestens einer Sache Rückmeldung, die ihr wahrgenommen habt.
Falls einer von euch Dinge beobachtet, denkt oder fühlt, die ihn verärgern und wofür er den Partner eigentlich kritisieren würde: Schreibt den Kritikpunkt auf! (Kleiner Tipp: Mach dir eine Notiz auf deinem Handy – das haben wir ja meistens griffbereit). So geht der Punkt nicht verloren und du kannst zu einem späteren Zeitpunkt eine konstruktive Kritik anbringen, statt den Alltag konstant damit zu belasten.

HÄUFIG DAZU GEFRAGT:
WENN NICHT ER, WER DANN?

»Von wem sonst soll ich in meinen Leben denn XYZ bekommen, wenn nicht von meinem Partner, Nina?« Diese Frage bekomme ich an dieser Stelle häufig gestellt.
Zuallererst möchte ich noch mal betonen: Dein Bedürfnis *ist* berechtigt. Egal, um was es sich handelt. Es *ist* berechtigt! Jetzt darfst du nur noch prüfen, wie du es gestillt bekommst. Es ist ein wichtiger Schritt anzuerkennen, dass es zwar wünschenswert ist, dass unser Partner dieses Bedürfnis erfüllt. Aber dass es nicht seine Pflicht ist. Das ist vor allem als Grundhaltung wichtig, mit der wir an die Sache herangehen. Denn superhäufig ist das, was wir uns von unseren

Partnern so sehnlich erhoffen, ein Hinweis auf ein Grundthema, das meistens etwas älter ist als unsere Beziehung. Heißt: Wenn du dir zum Beispiel Wertschätzung von deiner Partnerin wünschst, ist dieser gefühlte Mangel an Wertschätzung sehr wahrscheinlich etwas, was du seit deiner frühen Kindheit mit dir herumträgst. Deswegen ist es wichtig anzuerkennen, dass es niemals ausschließlich in den Händen deiner Partnerin liegen kann, diesen Mangel zu füllen. Das bedeutet nicht, dass du das komplett alleine schaffen musst. In der Mainstream-Coaching-Szene kursiert ja der Mythos, dass wir uns zuerst vollends selbst lieben müssen, bevor wir uns geliebt fühlen können. Das ist aber nur ein Teil der Wahrheit. Es ist extrem wichtig, uns vor Augen zu führen, dass dieser Mangel, der sich gerade auch in deiner Paarbeziehung zeigt, in einer Beziehung entstanden ist. Und deswegen meines Erachtens auch am besten in der Beziehung gelindert werden kann.

Daher ist es gut, wenn du deine Partnerin mit ins Boot holst, am besten indem du konkret und authentisch sagst, was du brauchst, um dich wertgeschätzt zu fühlen. Nur schieb ihr nicht den Schwarzen Peter zu, indem du sie verantwortlich machst. Sondern gehe selbst dafür los: indem du dich ohne Vorwurf mit dem zeigst, was du brauchst.

Wichtig ist auch, dich daran zu erinnern, dass sich keine neue Gewohnheit über Nacht einstellt. Erinnere sie einfach immer wieder freundlich daran, was dir an dieser Stelle guttun würde und warum.

FEHLER 3: EIN SESSELPUPS AUF DIE LIEBE

Nina und Conrad

Unsere Beziehung war tot. Zuerst lag der Fokus monatelang auf unserer Tochter, dann auf meiner Karriere. Unser Kontakt bestand aus organisatorischem Gedöns oder aus Kinderalltagswahnsinn. Wir waren durchgetaktet und unser Privatleben richtete sich ausschließlich nach unserem Kind. Ihre Bedürfnisse standen über unseren. Monatelang. Und ausschließlich. Wir hatten keine Dates. Wir haben nicht mehr miteinander gelacht, uns nicht mehr gegenseitig entdeckt und erforscht. Häufig fühlte es sich eher an wie eine Zweck-WG: eine pragmatische Zusammenkunft mit gewissen Vorteilen, aber ohne verbindende Beziehung. Dafür mit Putzplan.
Unsere Beziehung glich einer stinkenden Restmülltonne: Vor langer Zeit waren da mal gute Kernbestandteile, die dann aber einfach zu lange nur rumstanden, in der Hitze des Familienalltags und in der Kälte der Zurückweisung, sodass ein langsamer, schmerzhafter Verrottungsprozess in Gang gesetzt worden war. Was übrig blieb, war widerlich. So widerlich, dass es niemand mehr anfassen wollte, nicht mal mehr, um es zu beseitigen. Deswegen war es am einfachsten, es einfach in eine dunkle Ecke zu stellen – und zu ignorieren. We were walking dead.

Es war eine Farce, ein Trauerspiel und ein Drama zugleich. Der Karren steckte so tief im Schlamm, dass die Idee einer Paarzeit in Anbetracht der vor uns liegenden Katastrophe einfach nur lächerlich erschien.
Im Grunde sehnten wir uns beide nach einer lebendigen, leichten und freudvollen Liebesbeziehung. Wo also lag der Fehler?

DER KNACKPUNKT: DAS HAPPY END IST DER ANFANG VOM HORROR

Stell dir vor, du bekommst ein neues Sofa. Du hast dich lange mit der Auswahl beschäftigt und eine stolze Summe investiert. Die ganze Lieferzeit über hast du dir das Modell immer wieder online angeschaut und sprichwörtlich die Tage gezählt, bis es endlich, endlich bei dir eintrifft. Und dann ist der Tag endlich da! Du hast dir extra freigenommen, um den Monteuren die Türe öffnen zu können, und dann ist er da, der große Moment: Dein neues Sofa steht aufgebaut in deinem Wohnzimmer! Als du dich das erste Mal daraufsetzt, streichst du sanft über den Bezug. Mit einem Lächeln auf den Lippen fühlst du, wie weich es ist und wie perfekt die Farbe zum Look des Raumes passt. Du lehnst dich glücklich zurück, atmest tief ein und bist stolz auf dieses neue Prachtstück in deinen vier Wänden.
In den kommenden Tagen ist das neue Sofa *das* Möbelstück im Haus, das es auf deinen Bewusstseinsradar schafft: Sobald du den Raum betrittst, hast du nur Augen für das neue Stück, lächelst glücklich, weil es dir so gut gefällt. Immer wieder streichst du die Polster glatt, schüttelst die Kissen gewissenhaft aus und zupfst jeden einzelnen Fussel behutsam herunter. Wenn Gäste kommen, präsentierst

du ihnen das neue Stück vielleicht sogar stolz, berichtest über die lange Lieferzeit und über den schusseligen Monteur, dem du zweimal sagen musstest, dass du die Récamiere (wenn du schon mal ein Sofa ausgesucht hast, weißt du, wovon ich rede!) rechts und nicht links montiert haben möchtest.

Ja, und dann vergeht die Zeit. Und irgendwann ist das neue Sofa einfach ein Teil deines Mobiliars geworden. Wenn du den Raum betrittst, sticht es dir nicht mehr ins Auge. Du lässt deine Schmutzwäsche darauf liegen und furzt in die Polster.

Genau das passiert auch in langfristigen Beziehungen: Unser Partner wird zum Standardmobiliar unseres Lebens. Und genau darin liegt der Fehler!

Der Verrottungsprozess einer Beziehung fängt an, wenn wir beginnen, einander für selbstverständlich zu betrachten. Als etwas, das ja jetzt da ist. Ausgesucht, abbezahlt – an einem festen Platz in unseren vier Wänden. Nichts mehr, um das wir uns kümmern müssen. Das ist der Anfang vom Ende. Denn die Tatsache, dass dein Partner, deine Partnerin an deiner Seite ist und bleibt, ist alles andere als selbstverständlich! Okay, hier beginnt der Vergleich mit dem Sofa zu hinken, denn in einer Partnerschaft muss die Wertschätzung natürlich auf Gegenseitigkeit beruhen. Und wie das aussehen kann, lässt sich am besten mit dem Konzept des Beziehungskontos erklären.

Das Beziehungskonto

Stell dir eine Beziehung als ein Konto vor: Wenn wir frisch verliebt sind, investieren wir eine ganze Menge! Wenn wir den anderen treffen, machen wir uns schick, wir sind interessiert an ihrer Geschichte, lauschen ihm mit ganzer Aufmerksamkeit, lachen über ihre Witze, machen ihm Komplimente, kochen ihr Lieblingsessen und bringen Blumen mit. Diese positiven gemeinsamen Erlebnisse, Aufmerksamkeiten und Schmeicheleien sind Einzahlungen auf das frisch angelegte gemeinsame Beziehungskonto. In den allermeisten Fällen ist es so, dass ein Paar zu Beginn der Partnerschaft eigentlich ausschließlich in das gemeinsame Beziehungskonto investiert.

Mit der Zeit kommen dann erste vereinzelte Abbuchungen dazu: wenn er sich mal wieder verspätet oder sie sich mal wieder nicht entscheiden kann. Das ist aber in den allermeisten Fällen nicht wirklich dramatisch. Denn wenn wir auf unserem Beziehungskonto satte grüne Zahlen schreiben, fallen kleinere Abbuchungen nicht erheblich ins Gewicht. Je mehr Einzahlungen wir haben, desto solventer wird unsere Beziehung. Je mehr wir im grünen Bereich sind, desto weniger macht uns eine Abhebung aus. Sie tangiert uns nicht. Und selbst wenn es mal zu einem größeren Rums kommen sollte und wir einen erheblichen Knick auf unserer Kurve verzeichnen müssen, ist das immer noch nicht sonderlich dramatisch. Denn vor allem im ersten verliebten Jahr gleichen wir eventuelle Einknicke nahezu intuitiv durch fortlaufendes, tägliches Investment problemlos wieder aus.

Wenn ein Paar sich bewusst für die Elternschaft entscheidet, dann häufig auf der Grundlage eines liquiden Beziehungskontos, das satte grüne Zahlen schreibt. In der ersten Schwangerschaft hat es dann noch mal die Möglichkeit, hormonell vollgedröhnt eine ordentliche Rücklage auf seinem Konto anzulegen. Aber sobald das Baby da ist, geht es bergab – zumindest mit der Kurve des Beziehungskontos. Denn plötzlich folgt eine Abbuchung auf die andere. Stress, Streit, Schlafmangel, Vorwürfe, kein Sex mehr, keine Dates mehr, keine Romantik mehr … Nur noch Funktionieren für das Baby, wunde Brustwarzen, Hämorrhoiden und Babykacke. Abbuchung folgt auf Abbuchung. Spätestens um den ersten Geburtstag ihres Babys kratzen die allermeisten Elternpaare dann bei plus/minus null rum. Und bei plus/minus null kann schon eine kleine Abbuchung (aka: Du hast die Milch vergessen?!) zu einer echten Existenzbedrohung werden (aka: Wir stellen alles infrage).

Kernproblematik ist unsere Grundvorstellung von Beziehung. Wir denken, es verhält sich wie bei der Couchgarnitur: einmal ordentlich ausgesucht, saftig investiert und dann war's das für die nächsten 30 Jahre. Aber so läuft das nicht. Eine langfristig glückliche Beziehung ist kein gottgegebenes Zufallsprodukt. Sondern das Ergebnis von konstantem Investment.

Wieder war es der amerikanische Paartherapeut John Gottman, der in seinen umfassenden Studien herausgefunden hat, dass eine Beziehung nicht gefährdet ist, solange auf einen Konflikt fünf positive Erfahrungen folgen. Heißt konkret: Wenn dein Partner mal wieder zu spät kommt, ist das eine Abbuchung vom Beziehungskonto. Nun reicht es nicht einfach aus, wenn er sagt: »Tut mir leid, mein Schatz.« Damit wäre es ein Verhältnis von eins zu eins – eine Abbuchung, eine Einzahlung. Wenn er dann allerdings noch fragt, wie du dich damit fühlst (2), dir aufmerksam zuhört (3) und Verständnis dafür aufbringt (4) und dir dann noch die Türe öffnet und (5) dir dabei liebevoll in die Augen schaut, um dir zu sagen, dass du wunderschön aussiehst, ist die Abbuchung ausgeglichen – und die Chance auf einen schönen gemeinsamen Abend definitiv wieder existent.

Die bewährte 5-:-1-Formel ist also eine gute Orientierungshilfe für ein eventuell ausstehendes Investment, um nachhaltig für grüne Zahlen auf dem Beziehungskonto zu sorgen. Denn wenn dieses Verhältnis aus dem Gleichgewicht rückt, schlittern wir laut Gottman als Paar in eine Krise. Das verdeutlicht, wie wichtig es ist, konstant Einzahlungen in das Beziehungskonto vorzunehmen.

Wenn dir das mit dem Beziehungskonto zu theoretisch ist, hilft dir vielleicht als Alternative folgendes Bild: Stell dir eure Beziehung als dritte Person vor, die zwischen dir und deinem Partner am Tisch sitzt. Wenn du dich nicht um sie kümmerst, verkümmert sie.

Am Anfang einer Beziehung ist klar, wie das mit dem Investment geht. Da regeln ja auch einfach schon die Hormone unfassbar viel für uns. Aber wie geht es weiter, wenn wir über die Verliebtheitsphase hinaus sind? Und was können wir tun, wenn wir schon rote Zahlen schreiben? Und das vielleicht schon seit längerer Zeit?

Raus aus den roten Zahlen!

Folgende drei Strategien haben Conrad und mir dabei geholfen, Schritt für Schritt aus den Miesen rauszukommen:

Vorschuss

Vor allem, wenn wir knöcheltief in der Sch*ße stecken, ist es extrem wichtig, dass wir es uns als Paar zusprechen, den Fokus darauf zu richten, erst mal wieder grüne Zahlen zu schreiben. Bisherige Fehler auszuwerten und zu analysieren, ist ein wichtiger Schritt, aber nicht in diesem Stadium. Jetzt geht es erst mal um die Sicherung des Existenzminimums. Und dafür brauchen wir in den allermeisten Fällen einen Vorschuss! Hierfür ist es wichtig, dass wir gemeinsam darauf committen, Streit- und Konfliktthemen für einen begrenzten und klar definierten Zeitraum zur Seite zu stellen. Und den Fokus darauf zu richten, Investments zu tätigen. Es geht *nicht* darum, die Konfliktthemen unter den Teppich zu kehren! Sondern darum, den Fokus darauf zu richten, die Beziehung zu stärken. Denn auf einem soliden Fundament können wir uns den Shit dann später auch wieder viel effizienter anschauen.

Plan it, Baby!

Gebt eurem Alltag als Nächstes neue Strukturen, die nicht nur die Kinder, sondern auch euch als Einzelperson und als Paar berücksichtigen. Meine Empfehlung ist es, jeden Tag einen Slot einzuplanen, in dem ihr Quality time mit den Kindern, mit euch selbst und mit eurem Partner verbringt – vor allem dann, wenn die Kacke am Dampfen ist. Ich kann die eine oder andere Schnappatmung schon hören, aber keine Sorge … es darf sich dabei um 2-, 5-, 10- oder 15-Minuten-Slots handeln. Wichtig ist, dass ihr beginnt, den Fokus wieder darauf zu richten, schöne, bewusste Zeit miteinander zu verbringen. Indem ihr euch kurz in die Augen schaut. Oder euch 60 Sekunden umarmt. Plant morgens nach dem Aufstehen zwei Minuten, in denen ihr euch sagt, was ihr schön aneinander findet. Das reicht! Denn das Ganze ist mehr als die Summe seiner Teile.

Und wartet bitte nicht so lange, wie wir es getan haben, bis ihr euch eine Babysitterin engagiert, um mindestens einmal im Monat miteinander auszugehen. Und wieder die Dinge zu tun, die ihr getan habt, bevor ihr Eltern wurdet.

PS: Mein Totschlagargument war immer das Geld. Da ich Vollzeit-Mama war, waren wir kurz vor unserer Trennung auch auf finanzieller Ebene tatsächlich bei plus/minus null. Aber! Wo ein Wille ist, ist ein Weg! Sucht euch gleichgesinnte Familien und wechselt euch gegenseitig mit der Betreuung der Kinder ab. Es muss ja auch nicht immer das klassische Candle-Light-Dinner am Freitagabend sein. Ihr könnt auch mal an einem Samstagvormittag gemeinsam spazieren gehen, während eure Kinder mit befreundeten Kindern und deren Eltern auf dem Spielplatz abhängen. Und damit es eine Win-win-Situation ist, tauscht ihr das Wochenende darauf die Rollen. Wo ein Wille ist, ist ein Weg!

Ein weiterer häufig unterschätzter Punkt ist, dass wir es uns auch als Paar erlauben dürfen, getrennte Zeit zu verbringen. Conrad und ich haben wie viele Kleinfamilien den Fehler gemacht, dass wir wie die Glucken aufeinandergehockt sind, einfach weil wir dachten, dass man das als Familie halt so macht. Dass man jedes Wochenende zusammen verbringt und im Urlaub 24/7 jede Aktivität gemeinsam unternimmt. Don't get me wrong: Natürlich ist gemeinsame Zeit wichtig. Aber ich denke, wir dürfen dabei sehr viel mehr auf Qualität statt auf Quantität setzen. Erfahrungsgemäß steigt die Qualität, wenn jeder Partner auch ausreichend Zeit für sich hat. Denn Anziehung erfordert Distanz.

For the record: Das ist KEINE Einladung zur Vermeidung oder zur Flucht, sondern lediglich eine liebevolle Erinnerung daran, dass eure Beziehung davon profitieren wird, wenn ihr jeweils auch freudvoll ihr selbst sein könnt.

Just do it!

Weißt du, was? Es gibt immer Gründe, die dafür- und die dagegensprechen, in deine Beziehung zu investieren. Bitte spare dir die Energie des ewigen Abwägens für etwas Besseres auf. Beispielsweise für etwas mehr Interesse am anderen als üblich. Oder für guten Sex. Hör auf, auf den richtigen Moment zu warten und überhöhte Ansprüche an eure gemeinsame Zeit zu stellen. Just do it. Je häufiger, desto besser. Diese drei Schritte führen langfristig dazu, dass ihr als Paar gemeinsam wieder grüne Zahlen schreibt. Das geht natürlich nicht von heute auf morgen und darf als Prozess betrachtet werden. Ich freue mich deshalb, dir jetzt aber mit dem nächsten Love-Hack to go eine Übung vorzustellen, die sowohl bei Conrad und mir als auch bei den vielen Paaren, die ich bisher begleiten durfte, sofort einen positiven Effekt erzielt hat. Eine echte Finanzspritze sozusagen.

LOVE-HACK TO GO N° 3: DIE LOVE-BOX

Let's face it: Natürlich ist es nett, wenn er dir Blumen mitbringt. Aber wenn er dich sonst nicht mit dem Arsch anschaut, dich ständig unterbricht, dich respektlos behandelt, die Augen verdreht, sobald du zu reden beginnst – dann bringt dir der blöde Blumenstrauß überhaupt nichts. Große Gesten können ein schöner Booster für die Beziehung sein. Was aber viel entscheidender ist, ist der alltägliche Umgang, den wir miteinander hegen und pflegen.

Häufig machen wir dabei den Fehler, dass wir unsere Zuneigung auf die Art und Weise ausdrücken, wie wir es selbst gerne erfahren würden.[4] Wenn wir Körperkontakt brauchen, um uns geliebt zu fühlen, dann versuchen wir, auch unseren Partnern durch Körperkontakt zu signalisieren: Ich liebe dich! Wenn der/die andere aber gar nicht dieselbe Liebessprache spricht wie wir selbst, registriert er/sie das womöglich nicht einmal. Deswegen geht es zuallererst darum, sich als Paar darüber auszutauschen, mit welchen kleinen Dingen des Alltags wir einander signalisieren können: Du bist mir wichtig! Und genau hier kommt die Love-Box ins Spiel.

Legt euch dafür eine Kiste oder Schachtel zu – gerne eine wertige, die euch beiden gut gefällt, damit sie an einem prominenten Platz in eurem Zuhause platziert werden kann. Aber bitte no pressure: Ich hatte mal ein Paar in der Beratung, das sich über die Auswahl der Kiste in die Haare gekriegt hat. Bevor ihr euch *darüber* streitet, hier offiziell die Erlaubnis: Es darf auch eine Tupper-Dose sein. Conrad und ich haben sogar mit einem Din-A4-Briefumschlag gestartet!

Dann schnappt euch verschiedenfarbige Karteikarten und weist euch jeweils eine Farbe zu. Auf diese Karteikarten schreibt ihr jetzt Dinge auf, mit dem der andere dir im Alltag signalisieren kann: Du bist mir wichtig/Ich liebe dich/Ich wertschätze dich/Ich sehe dich. Beispielsweise:

- Sage mit mir einem Lächeln »Guten Morgen«, wenn wir uns das erste Mal sehen.
- Bleib kurz stehen, schau mir in die Augen und küss mich auf die Stirn.
- Bring mir einen Kaffee an den Schreibtisch.
- Berühre mich sanft am Arm, wenn du an mir vorbeigehst.
- Nimm dir Zeit für eine Umarmung, am liebsten, indem du dich in meinen Rücken stellst und einfach kurz mit mir bist.
- Sage mir »Gute Nacht«, bevor du einschläfst.
- Bring mir vom Einkaufen etwas Leckeres mit.

Startet jeweils mit mindestens drei Karten und erweitert eure »Kartei« sehr gerne nach und nach.

Jetzt verpflichtet euch einander, für die kommende Woche jeden Tag mindestens einen Zettel des anderen aus der Love-Box zu ziehen und umzusetzen, was darauf steht. Ihr werdet überrascht sein, mit wie wenig Aufwand ihr bereits erste positive Effekte erzielen könnt.

HÄUFIG DAZU GEFRAGT: WIR STREITEN UNS SOGAR IN DER PAARZEIT!

»Nina, wir schaffen es nicht mal, uns 15 Minuten nicht an die Gurgel zu gehen. Selbst wenn wir an unserem Paarabend eigentlich etwas Schönes miteinander machen möchten, mündet es am Ende im Streit und mit Frust.« Das bekomme ich an der Stelle häufig zu hören. Hier empfehle ich gerne zweierlei:

1. Legt euch als Pendant zur Love-Box auch eine Shit-Box an: Definiert eure heißen Eisen, die aktuell das Potenzial haben, einen Streit zu entfachen. Wenn sich eines dieser heißen Eisen abzeichnet, führt ein vorher vereinbartes Signal durch – beispielsweise die Hand heben – und sagt einen vorher vereinbarten Satz, etwa: »Da ist es wieder. Lass es uns kurz aufschreiben und in die Shit-Box packen.« Erinnert euch daran, dass es nicht darum geht, das Thema unter den Teppich zu kehren, sondern dass ihr es euch jetzt erlaubt, den Fokus darauf zu richten, die Beziehung zu stärken. Um auf einem soliden Fundament die Konfliktthemen konstruktiv angehen zu können.

2. Struktur: Definiert vorher eine gemeinsame Aktivität, mit der ihr üblicherweise beide Spaß und Freude habt und bei der die Wahrscheinlichkeit für Konflikte relativ gering ist. Ein Paar aus meiner Beratung hat beispielsweise als gemeinsame Paarzeit ein Gesellschaftsspiel für sich wiederentdeckt, das es früher schon gerne gespielt hat. Hierbei gab es klare Regeln und einen klaren Rahmen, sodass die beiden relativ garantiert einfach nur eine gute Zeit miteinander haben konnten.

Als Pendant zu dieser Idee habe ich für euch ein Paarspiel konzipiert, das ihr nutzen könnt, um den Paarabend spielerisch zu füllen, trotzdem etwas übereinander zu erfahren und die Wahrscheinlichkeit auf Streit und Frust zu minimieren. Die Anleitung könnt ihr euch mithilfe des QR-Codes auf der hinteren Buchklappe kostenlos runterladen.

Aber Achtung! Ich hatte auch schon Paare in der Beratung, bei denen ist gemeinsames Spielen keine gute Idee. Beispielsweise weil er immer unbedingt gewinnen will und sie das total doof findet. Daher sind hier noch ein paar andere Ideen für euch:

- Schaut euch einen Film an, den ihr beide mögt.
- Schaut jeweils den Lieblingsfilm des/der anderen an, auch oder gerade, wenn er in ein Genre fällt, das ihr eigentlich nicht mögt. Sprecht danach darüber, was euch gefallen hat und warum.
- Erzählt euch die Geschichte von eurem ersten Date.
- Erzählt euch, warum ihr euch ineinander verliebt habt.
- Lest euch gegenseitig etwas vor, was euch jeweils interessiert.
- Tanzt miteinander.
- Schaut euch ein Fotobuch an.
- Geht gemeinsam shoppen.
- Spielt Stiftung Warentest und probiert verschiedene Bier-/Whiskey-/Rotweinsorten aus.
- Kocht und esst Schokoladenpudding.
- Zeigt euch gegenseitig eure Lieblingssportart.

Wenn viel Zunder im System ist, hilft ein möglichst klarer Rahmen mit festen Regeln und Abläufen. Und es ist eine gute Idee und Ausdruck von Fürsorge für die Beziehung, sich als Paar genau darum zu kümmern.

FEHLER 4: FINGERPOINTING

Marie und Christoph

Marie (31, Pharmazeutin, aktuell in Elternzeit) und Christoph (34, Bauingenieur) sind seit dem Studium ein Paar und haben zwei kleine Kinder (zwei und ein Jahr alt). Die beiden sind vor einem Jahr wegen eines attraktiven Jobangebots von Christoph in die Schweiz gezogen, wo Marie nie wirklich Fuß gefasst hat. Die beiden kommen in die Beratung, weil sie den Wunsch haben, die Kommunikation in Stressmomenten zu verbessern. Die Situation des Paares ist sehr angespannt und geprägt von einer hohen Feindseligkeit in der Interaktion. Es gibt vor allem viele Konflikte rund um die Begleitung der Kinder. Christoph hat den Wunsch, sich mehr und vor allem selbstbestimmter an ihrer Erziehung zu beteiligen. Marie hat Schwierigkeiten, ihm das zu übertragen, weil sie häufig die Leidtragende in Hinsicht auf die Konsequenzen seines Verhaltens sei: Beispielsweise liebt Christoph es, abends, wenn er von der Arbeit nach Hause kommt, mit den Jungs herumzutoben und zu raufen. Was den beiden zwar auch gefällt, aber dazu führt, dass sie noch mal komplett aufdrehen. Was wiederum Marie vor die Herausforderung stellt, sie anschließend wieder runterzufahren, um sie ins Bett bringen zu können.

In den ersten Gesprächen wird deutlich, dass sich in dem Konflikt um den Umgang mit den Kindern eine Dynamik zwischen den beiden Partnern aufzeigt: Marie fühlt sich nicht wertgeschätzt für das, was sie den ganzen Tag leistet. Christoph hat das Gefühl, mit seinen Anliegen und Bedürfnissen überhaupt nicht gehört zu werden. Marie zieht dann eine Mauer hoch, geht aus dem Kontakt und verwehrt ihm den Umgang mit den Kindern, was Christoph unfassbar wütend macht. Das wiederum führt dazu, dass Marie sich noch weiter zurückzieht, wodurch er noch aggressiver wird und so weiter und so weiter.

Beide sehen sich so immer wieder in ihrer Überzeugung bestätigt. Marie sagt: »Er kann einfach nicht mit Stressmomenten umgehen, ich muss die Kinder vor seiner Aggression schützen.« Christoph sagt: »Sie gibt mir überhaupt keine Chance.« Und meint, dass Marie sich einfach »mal locker machen« müsste. Marie findet, dass Christoph dringend an seiner Impulskontrolle arbeiten muss, damit sie ihm die Kinder auch wirklich anvertrauen kann. Beide gehen davon aus, dass der andere sich ändern müsste, um das Problem zu lösen.

DER KNACKPUNKT: SCHULDZUWEISUNGEN

Hey, wer kennt das nicht? Wir haben einen Konflikt und sind davon überzeugt, dass der andere »schuld« ist. Wir argumentieren mit: »Wenn *du nur*, dann würde ich ja ...« Auch ich habe den Fehler mehrfach in der Beziehung zu Conrad gemacht (und erwische mich heute noch immer wieder mal dabei).

In Beziehungen passiert es superhäufig, dass wir unser Gegenüber für unser eigenes Verhaltensmuster verantwortlich machen, und die Lösung für ein Problem darin sehen, dass sich der andere verändern müsste – dann würden wir schon auch nach- oder mitziehen:

»Wenn du endlich Verantwortung für deinen Scheiß übernehmen würdest, dann würde ich dir ja auch vertrauen!«

Es ist ja auch tatsächlich viel leichter und angenehmer, wenn die Verantwortung für die Veränderung beim Gegenüber liegt. Denn dann sind wir selbst fein raus. Ich habe recht und der andere ist schuld.

Veränderungen sind anstrengend – und wir sind alle froh, wenn wir keine Energie aufbringen müssen, weil schließlich der andere am Zug ist.

Allerdings entsteht so auch schnell ein Ungleichgewicht in der Beziehung: Die beschuldigte Person beziehungsweise ihr Verhalten wird herabgesetzt, während sich die anklagende Seite über die andere erhebt. Das erzeugt bei der/dem Beschuldigten in den allermeisten Fällen Empörung, Wut oder Hilflosigkeit – und so entsteht in der Beziehung Distanz, Verhärtung, Streit und Konflikt.

Dabei ist die Idee, dass die Lösung einer gemeinsamen Herausforderung innerhalb einer Paarbeziehung nur bei einer Partei liegen könnte, schon in sich selbst unschlüssig. Zeig doch mal bitte kurz mit deinem Zeigefinger auf dieses Buch. Okay? Zeigst du gerade auf diese Seite? Fantastisch! Dann siehst du ja jetzt vor deinen eigenen Augen, dass, wann immer du mit einem Finger auf etwas außerhalb von dir zeigst, gleichzeitig drei Finger immer zu dir selbst zeigen. Genauso ist es in der Beziehung: Wenn wir mit einem Finger auf unseren Partner zeigen, zeigen drei Finger immer auch zu uns.

Die Tendenz, dem anderen den Schwarzen Peter zuzuschieben, ist in den allermeisten Fällen ein Versuch, sich selbst vor einem alten Schmerzpunkt zu schützen. Hinter Christophs Fingerpointing auf Marie (»Immer muss es nach deiner Schnauze gehen, nie kann ich mal mit den Kindern machen, was ich will«) steckt der Schmerzpunkt: *Ich werde nicht ernst genommen. Niemand interessiert sich für mich. Ich fühle mich klein und machtlos.*

Hinter Maries Fingerpointing auf Christoph (»Du hast dich einfach nicht im Griff. Du drehst die Jungs nur unnötig auf«) steckt der Schmerzpunkt: *Du siehst gar nicht, was das hier alles an Arbeit bedeutet. Du siehst nicht, was ich leiste. Du erkennst nicht an, was ich tue. Was ich aufgegeben habe, um das hier tun zu können. Ich fühle mich nicht gesehen und nicht wertgeschätzt.*

Das sind Themen, die meistens ein bisschen älter sind als unsere Kinder. Meistens sogar auch älter als unsere Paarbeziehung. In den allermeisten Fällen rühren diese Schmerzpunkte aus den Beziehungserfahrungen, die wir – quelle surprise – in unserer frühen Kindheit gemacht haben.

Es ist einfacher, dem anderen die Schuld zu geben, als diese Gefühle zu fühlen. Und deswegen ist Fingerpointing ein so weitverbreiteter Fehler. Der allerdings leider nur dazu führt, dass wir immer tiefer und tiefer in die Misere reinrutschen.

Um diese Abwärtsspirale zu durchbrechen, dürfen wir zuallererst einen aufrichtigen Blick auf uns selbst richten und uns fragen:

Was löst das Verhalten meines Gegenübers in mir aus? Und was hat das mit mir zu tun? Welche Themen werden dadurch in mir berührt? Und woher kenne ich das? Was trage ich dadurch dazu bei, dass unser aktuelles Problem entstanden ist und/oder bestehen bleibt?

Bei Marie war es die Erkenntnis, dass der gut funktionierende Alltag mit den Kindern aktuell die einzige selbstwertstabilisierende Säule in ihrem Leben war. In ihrer Branche war sie als Mutter unten durch, den guten Job in Deutschland hat sie für Christophs Karriere in der Schweiz und für die Kinder aufgegeben. In der Schweiz hat sie nie wirklich Anschluss gefunden und somit auch kein gutes soziales Netz aufgebaut. Es gab nur sie und den funktionierenden Alltag mit den Kindern. Dass Christoph da jetzt auch noch reinwollte, bedrohte sie in ihrem Selbstwert (»Diese eine Sache lass ich mir von dir jetzt nicht auch noch nehmen!«, sagte sie in einer Sitzung wörtlich). Als Marie das auf dem Schirm hatte und sich Christoph mit dieser Angst authentisch zeigen konnte, hatte er wieder neue und konkrete Ansatzpunkte, ihr zu begegnen: Er erkannte, dass es nicht darum ging, sein Recht auf Zeit mit den Kindern gegenüber seiner Frau durchzudrücken. Und dass sein drängendes Insistieren kontraproduktiv war – weil sie sich dadurch bedroht fühlte. Er erkannte auch, dass er so mit seinem Anliegen beschäftigt war, gehört zu werden, dass er ganz vergessen hatte, Marie wirklich zuzuhören. Als er ihr wirklich aufrichtiges Interesse entgegenbringen konnte, was er im Umgang mit den Jungs berücksichtigen soll, damit es auch für sie funktioniert (zum Beispiel: ab wann sollten Ruhephasen eingehalten werden), fühlte sie sich auch wieder wertgeschätzt mit dem, was sie tagein, tagaus leistete. Das machte es ihr am Ende leichter, ihm die Jungs zu überlassen.

Marie hingegen fing an, sich wieder für Jobs zu bewerben, Sport zu machen und ein Netzwerk in der neuen Heimat aufzubauen, um sich weitere Säulen zur Stabilisierung ihres Selbstwerts aufzubauen. Der positive Nebeneffekt: Dafür brauchte die sie Unterstützung bei der Betreuung der Kinder, was Christoph ihr von Herzen gerne abnahm.

Der Verlauf von Marie und Christoph zeigt, wie wichtig es ist, in allererster Instanz darauf zu schauen, was der Konflikt mit mir zu tun hat. Was entsteht dadurch in mir? Was trage ich zur Entstehung und Aufrechterhaltung des Problems bei? Ein zentraler Leitsatz meiner Arbeit ist dabei: *Du musst es nicht persönlich nehmen. Aber es hat im-*

mer auch etwas mit dir zu tun. Denn zu einem Konflikt gehören immer zwei. Selbst wenn wir nichts tun, kann das eine Form sein, ein Problem aufrechtzuerhalten. Deswegen ist es immer lohnenswert, aufrichtig darauf zu schauen, was wir selbst dazu beitragen können, damit sich ein Problem löst oder nicht weiter vertieft. Das *ist* unbequemer und anstrengender, als dem anderen die Schuld und die Verantwortung für die Veränderung in die Schuhe zu schieben. Dafür aber auch sehr viel erfolgversprechender.

Eine Konfliktdynamik gleicht einem Tanz: Es braucht einen, der in die eine Richtung führt, und eine Zweite, die mitgeht. Meistens drehen wir uns dabei immer wieder im Kreis. Um das zu durchbrechen, braucht es mindestens eine:n, die oder der kurz stehen bleibt und eine neue Schrittabfolge mit einbringt. Am Anfang ist dein Partner darüber vielleicht etwas irritiert und ihr tretet euch vielleicht auch noch das eine oder andere Mal auf die Füße. Wenn dann aber spürbar wird: »Hey, so ist es ja eigentlich viel leichter und schöner…! «, wird er sich der neuen Schrittabfolge anpassen und ihr tanzt gemeinsam einen neuen Tanz.

Als Familienmensch des 21. Jahrhunderts sollten wir unser Glück nicht in Abhängigkeit von anderen stellen. Warte deshalb nicht schmollend darauf, dass sich dein Partner bewegt. Zähle nicht grollend die Tage, bis sie endlich auf dich zukommt. Prüfe für dich, was du brauchst, um aus deinem Schneckenhaus wieder hervorzukommen und selbstverantwortlich für das Glück loszugehen, nach dem du dich sehnst – und das dir zusteht.

Im folgenden Love-Hack to go stelle ich dir dafür eine Frage vor, die mir an dieser Stelle – ganz ehrlich – *immer* wieder den Finger in die Wunde gelegt hat. Die mich zeitgleich aber auch immer wieder dabei unterstützt hat, die Verantwortung für meinen nächsten Tanzschritt zu übernehmen.

LOVE-HACK TO GO N° 4: BEZIEHUNGSCHECK

Hand aufs Herz: Bist du aktuell in deiner Beziehung die Partnerin oder der Partner, mit der/dem du selbst gerne zusammen wärst? Wenn nicht, dann nimm dir für den morgigen Tag vor, gegenüber deiner/deinem Liebsten zu der Person zu werden, mit der du selbst gerne dein Leben teilen würdest.

Hier noch ein kleiner Kommentar am Rande: Die Sache, die wir an unserem Partner, unserer Partnerin am häufigsten kritisieren, gibt uns eine Information darüber, was wir für uns selbst noch nicht gelöst haben.

Lass uns noch mal kurz auf Marie und Christoph schauen, um gemeinsam zu verstehen, was ich damit meine: Christoph hatte das Gefühl, von Marie überhaupt nicht gehört zu werden mit dem, was er wollte. Und hat dabei selbst vergessen zuzuhören. Marie hatte tief im Inneren das Gefühl, nicht genug zu sein, und vermittelte Christoph, dass sein Umgang mit den Kindern nicht gut genug war. Kein Zufall! Deswegen kann ich dir von Herzen das Experiment empfehlen, für dich festzuhalten, was du bei deinem Partner wirklich vermisst. Um für einen Tag lang genau *das* in die Beziehung reinzutragen. Gerne auch länger, wenn es dir möglich ist.

Du hast das Gefühl, du wirst nicht gehört? – Beginne zuzuhören. Dir selbst und deinen Liebsten.

Du fühlst dich nicht wertgeschätzt? – Beginne, dich selbst und deine Liebsten wertzuschätzen.

Werde selbst zu der Veränderung, die du dir für deine Beziehung wünschst.

Und werde für mindestens einen Tag zu der Person, mit der du selbst gerne zusammen wärst!

HÄUFIG DAZU GEFRAGT: ABER ICH HAB DOCH WIRKLICH RECHT!

»Aber Nina, es ist doch wirklich nicht okay, dass er oder sie xyz. Ich hab da doch wirklich recht?!«, werde ich an dieser Stelle häufig gefragt. Und ja, das mag schon sein, dass du aus deiner Perspektive recht hast. Aber dein Partner wird aus seiner Perspektive heraus ebenfalls recht haben. Es gibt niemals die eine Wahrheit. Und wir alle legen uns unsere Wirklichkeit so zurecht, dass sie für uns Sinn ergibt und wir somit subjektiv betrachtet immer recht haben. Daher sollten wir aufhören, uns damit zu beschäftigen, wer recht hat. Und uns viel mehr der Frage widmen:

Was ist der Situation jetzt gerade dienlich?

Hier ist die Antwort ganz häufig die, das eigene Recht-haben-Wollen zurückzustellen und sich stattdessen wohlwollend für die Wirklichkeit des/der anderen zu öffnen. Die Beweggründe zu verstehen. Und die eigenen authentisch darzulegen. Und irgendwo zwischen unseren Wahrheiten liegt der Lösungsweg.

Das gilt, solange sowohl das körperliche als auch das psychische Wohl aller Beteiligten, vor allem der Kinder, unversehrt bleibt. Sobald dieses durch emotionale oder körperliche Gewalt in Gefahr gerät, gilt es andere Karten zu spielen, die du dringend in einer persönlichen und professionellen Beratung besprechen solltest. Das musst du nicht alleine schaffen! Hilfe einzuholen, ist ein Zeichen von Stärke.

FEHLER 5: HORROR-SCHEUKLAPPEN

Nina und Conrad – again!

Es ist ein Dienstagmorgen und ich gehe in die Küche, um mir meinen morgendlichen Kaffee zu kochen. Ich greife zum Espressokocher, drehe ihn auf und sehe: NICHT AUSGESPÜLT!!!! – Conrad!!!! Kurzer Blick in meinen Kopf: ***»Alter, ich hab's ihm bestimmt 100 000-mal gesagt, dass mich das stört. Warum setzt er nicht um, was ich ihm sage? Es ist ja nun wirklich nicht zu viel verlangt, diesen blöden Espressokocher auszuspülen, wenn er ihn benutzt hat.«*** Also gehe ich zur Spüle, um den verdammten Espressokocher selbst auszuspülen, und sehe: ***»Klar! Die Spüle hat er gestern Abend also auch mal wieder nicht ausgewischt nach dem Spülen – Mann, ey, echt …«*** Den Kindern zuliebe sage ich erst mal nichts und setze mich wieder an den Frühstückstisch. Mir fällt auf, wie laut er kaut und dass ich das unfassbar nervig finde: ***»… is ja eigentlich schon eher ein Schmatzen … Keine Manieren …!«***, geht es mir durch den Kopf. Als der Espresso durchgelaufen ist, schaue ich in der Küche auf die Uhr. Schon zehn nach acht? – »Conrad, ihr müsst los!« – In meinem Kopf: ***»Natürlich! Natürlich muss ich selbst an den Tagen, an denen er morgens für die Kinder verantwortlich ist, die Zeit im Blick haben.«*** Das Anziehen der Kinder geht viel zu

langsam. ***»Er kann einfach keine Führung übernehmen.«*** Als er mich zum Abschied küssen möchte, drehe ich meinen Kopf weg, und erwidere einfach nichts auf sein »Tschüss, schöne Frau!«.
Eine Woche später: Es ist Dienstagmorgen, ich gehe in die Küche, um mir meinen morgendlichen Kaffee zu kochen. Ich greife zum Espressokocher, drehe ihn auf und sehe: nicht ausgespült. Kurzer Blick in meinen Kopf: ***»Coffee time … my dreamy friend it's coffee time …«*** Als ich zur Spüle gehe, um den Espressokocher auszuspülen, sehe ich: ***»Cool, er hat ja schon die Brote für die Kinder gerichtet.«*** Ich setze mich wieder an den Frühstücktisch und schaue in die Runde. ***»Wie schön, dass wir auch unter der Woche morgens zusammensitzen.«***
Als der Espresso durchgelaufen ist, schaue ich in der Küche auf die Uhr. Schon zehn nach acht? Zum Glück haben wir so coole Einrichtungen für die Kids, in denen es kein Problem ist, ein bisschen später zu kommen. Das Anziehen der Kinder geht langsam. ***»Wahnsinn, wie geduldig er ist«,*** denk ich mir, als ich ihn beobachte. Als er mich zum Abschied küsst, schau ich ihm danach in seine schönen grünen Augen und sage: »Bis gleich, schöner Mann!«
Hat Nina eine multiple Persönlichkeitsstörung? Oder wo ist der Fehler?

DER KNACKPUNKT: DIE SACHE MIT DEM BEWUSSTSEINSFILTER

Zwischen diesen zwei Varianten eines Dienstagmorgens liegt tatsächlich nur eine Woche und es hat sich – von außen betrachtet – nichts verändert! Einen kleinen Unterschied gab es aber schon: In der ersten Variante hatten Conrad und ich am Vorabend Streit, den wir auch nicht aufgelöst hatten und deswegen im Groll aufeinander ins Bett gegangen sind. Am nächsten Morgen war ich der felsenfesten Überzeugung, dass er ein Arschloch ist.

Tatsächlich ist es so, dass unsere Welt viel zu komplex ist und wir gar nicht dazu in der Lage sind, alle Reize, die uns umgeben, auch zu verarbeiten. Wenn wir alles, was durchschnittlich pro Sekunde auf uns einströmt, wahrnehmen und verarbeiten müssten, wären wir bereits um 8.05 Uhr in der geschlossenen Psychiatrie – unser System wäre komplett überreizt und würde kollabieren. Wir sind also *gezwungen*, die komplexe Realität zu filtern, um überhaupt in ihr bestehen zu können. Einer dieser Filter ist der sogenannte Confirmation Bias, was sich mit »Bestätigungsfehler« übersetzen lässt. Darunter versteht man die Tendenz, Informationen so auszuwählen und zu interpretieren, dass sie uns in einer bereits getroffenen Annahme bestätigen. Wenn ich also davon ausgehe, dass Conrad ein Arschloch ist, dann laufe ich durch meine Welt und finde überall eine Bestätigung für diese Annahme. Tatsächlich waren alle Gegenbeweise dafür, die ich in der zweiten Woche beschrieben habe, eine Woche vorher eins zu eins genauso da: die von ihm gerichteten Brotdosen, seine Geduld und seine schönen grünen Augen. Aber ich habe sie nicht wahrgenommen. Andersrum übrigens genauso: Die negativen Komponenten existierten in der zweiten Woche genauso wie in der ersten: Der Espressokocher war nicht ausgespült, die Spüle war fleckig und der zeitliche Verzug war gleichermaßen da. Nur kam das alles nicht durch meinen Bewusstseinsfilter. Ich habe es nicht wahrgenommen. Also was war passiert?

In der zweiten Variante hatten Conrad und ich am Vorabend wunderschönen, verbindenden und zeitgleich durch und durch befriedigenden Sex. Wir schliefen Arm in Arm ein und ich war dankbar für diesen wundervollen Mann an meiner Seite. Also ging ich am darauffolgenden Tag durch meine Welt und sah mich in *dieser* Annahme bestätigt. Ob er also ein Arschloch oder ein geiler Typ ist, entsteht in allererster Instanz in meinem Kopf! Das Bild von unserem Partner entsteht auf der Grundlage unserer Bewertungen.

Unsere gedanklichen Bewertungen (Kognitionen) sind laut der kognitiven Verhaltenstherapie der Startschuss für die Art und Weise, wie wir unsere Wirklichkeit erleben. Das kann man sich wirklich wie einen Film vorstellen, der in jedem Kopf auf eine komplett unterschiedliche Art und Weise abläuft. Dieser subjektive Film besteht immer aus drei Komponenten:

- aus unseren Gedanken (Kognitionen),
- unseren Gefühlen und
- aus unserem Verhalten.

Diese drei Instanzen stehen in einem komplexen Wechselspiel zueinander und beeinflussen sich immer gegenseitig.

Wenn ich denke: »Conrad ist ein Arschloch!« *(Kognition)*, drehe ich bei der Verabschiedung meinen Kopf weg *(Verhalten)*. Ich *fühle* Groll, Frust und Distanz. Das beeinflusst dann wieder meine Art, über ihn zu denken. Das prägt wiederum mein Gefühl, das dann wieder mein Verhalten beeinflusst und so weiter und immer im Kreis.

Welchen Einfluss unsere Gedanken auf unseren subjektiven Film haben, beschreiben der Neuropsychiater Daniel J. Siegel und die Erziehungsexpertin Tina Payne Bryson auf eine ganz wundervolle Art und Weise: Ihre Forschergruppe präsentierte Studienteilnehmer:innen einen kurzen Videoclip, bei dem die Kameraführung suggerierte, man würde durch dicht bewachsene tropische Flora und Fauna aufs Meer zugehen. Im ersten Durchgang hinterlegten die Forscher diesen Clip mit tropischer Gute-Laune-Musik und befragten die Teilnehmer:innen anschließend, wie sie sich fühlten. Die allermeisten gaben positive Gefühle an wie Vorfreude, Glück und Entspannung. Dann wurde in einem zweiten Durchgang ein und dasselbe Video noch einmal gezeigt – diesmal aber war der Clip hinterlegt mit dem Soundtrack des »Weißen Hai«. Du kannst dir sicherlich vorstellen, inwiefern sich das auf die Gemütslage der Teilnehmer:innen auswirkte … Natürlich gaben die allermeisten bei diesem Durchgang eher negative Gefühle an: Stress, Anspannung, Angst.[5]

Das Experiment zeigt auf wundervolle Art und Weise, was für einen extremen Einfluss die Hintergrundmusik auf unsere subjektiv erlebte Wirklichkeit hat. Und deine Gedanken sind die Hintergrundmusik deines Lebens. Meine *Gedanken* zu dem nicht ausgespültem Espressokocher entscheiden darüber, ob aus diesem Morgen ein schlechter Horrorfilm wird. Nicht der nicht ausgespülte Espressokocher selbst!

Leider gibt es da noch eine weitere Misere: Wenn wir wählen müssen, ob wir unsere Aufmerksamkeit einem negativen oder einem positiven oder neutralen Reiz zuwenden, blicken wir immer zuerst auf die negativen Dinge. Wir haben eine höhere Sensitivität für Negatives! Das macht aus evolutionspsychologischer Sicht auch durchaus Sinn: vor 2,5 Millionen Jahren haben die Menschen nicht das Lagerfeuer unter dem Sternenhimmel genossen und das Rascheln im Gebüsch ausgeblendet. Unsere Steinzeitkollegen *mussten* den potenziell gefährdenden Reizen mehr Aufmerksamkeit schenken, als den bereits funktionierenden Aspekten des Alltags (wie dem brennenden Lagerfeuer), da hier kein akuter Handlungsbedarf mehr bestand, der das Überleben sicherte. Alle Ressourcen mussten für die nächste potenzielle Gefahr zur Verfügung stehen, um das Überleben des Clans zu gewährleisten.

Hier kommt die Krux: Diese neuronale Struktur besteht immer noch! Wir haben immer noch die Tendenz, negative Dinge überzubetonen, während wir den schönen, eigentlich ganz gut laufenden Aspekten unseres Zusammenlebens keine weitere Aufmerksamkeit schenken. So entsteht die für unsere Beziehungen toxische Tendenz, die Fehler unseres Gegenübers überzubetonen und die positiven Aspekte gar nicht mehr wahrzunehmen.

Das heißt: Wenn ich am Dienstagmorgen die Wahl habe zwischen »Was für ein Arschloch!« und »Was für ein toller Typ!«, ist die Wahrscheinlichkeit leider höher, dass der Arschloch-Gedanke meine subjektive Wirklichkeit färben wird.

Unsere Gedanken verhalten sich also ein bisschen so wie eine Fliege: Ganz egal, wie viele wunderschöne Blumen auf der Wiese blühen, die Fliege findet immer den Scheißhaufen. So wie ich am ersten Dienstagmorgen. Die bereits gerichtete Brotdose stand da auch schon rum. Aber ich habe sie nicht wahrgenommen! Stattdessen bin ich direkt zum Scheißhaufen geflogen. Und dortgeblieben. Stattdessen wäre es erstrebenswert, unsere Gedanken zur Biene werden zu lassen: denn sie findet immer die Blüte, sei die Landschaft auch noch so karg. Jede Wirklichkeit gibt immer beides her: Blüte und Scheißhaufen. Die spannende Frage ist, worauf wir am Ende unseren Fokus richten. Bist du eine Biene? Oder die Fliege?

Das heißt nicht, dass wir so tun müssen, als wäre der Scheißhaufen nicht mehr da. Langfristig glückliche Paare unterschieden sich aber von unglücklichen Paaren darin, dass sie die Fehler des Partners als *einen* Mosaikstein eines Gesamtkunstwerks betrachteten.[6] Das heißt: Glückliche Paare nehmen den Scheißhaufen schon auch wahr. Setzen sich vielleicht auch kurz drauf. Aber dann fliegen sie weiter. Und öffnen sich wieder für die Schönheit der Blüten um sich herum. Ich hätte also auch schon an dem ersten Dienstagmorgen die Möglichkeit gehabt, aus dem Horrorfilm auszusteigen – und einen anderen Soundtrack für den Film meines Lebens auflegen können. Es ist ja okay, sich über den unausgespülten Espressokocher zu ärgern. Die Frage ist nur, welche Macht wir dem Ganzen geben möchten. Lassen wir es zu, dass ein Espressokocher unsere Wirklichkeit und damit unseren gemeinsamen Morgen färbt?

Diese Verantwortung liegt bei uns selbst. Es ist eine Wahl, die wir treffen können. Ob wir es wie die Fliegen machen und auf dem Scheißhaufen sitzen bleiben. Oder ob wir zur Biene werden und es schaffen, uns wieder für die Schönheit des Gesamtkunstwerks zu öffnen, für das wir uns entschieden haben. Es ist eine Wahl. Mit der du in allererster Instanz dein eigenes Leben ganz maßgeblich beeinflusst. Egal in welche Richtung.

LOVE-HACK TO GO N° 5: EINE FLIEGE NAMENS STREIT

Achte mal einen Abend lang ganz bewusst auf deine Gedanken, die du zu deinem Partner, deiner Partnerin hast. Am besten machst du das, wenn ihr zusammen seid. Schau mal aufrichtig, wie viele Fliegen-Gedanken du hast (aka: Ich setze mich mit meiner Aufmerksamkeit bewusst auf die Sch*ße). Jedes Mal, wenn du einen Fliegen-Gedanken entdeckst: Feiere dich dafür! Das ist nicht schlimm! Wir alle haben diese Gedanken. Ein Gedanke an sich ist auch noch nicht das Problem. Problematisch wird es erst dann, wenn du dem Fliegen-Gedanken die Macht gibst, deine Wirklichkeit zu färben.
Stell dir wirklich vor, dass dieser Gedanke etwas ist, das sich außerhalb von dir befindet – wie eine Fliege. Eine Fliege namens Streit. Diese Fliegen kommen und gehen und fliegen eh die ganze Zeit über wirr herum. Wenn sich eine Fliege zu dir auf die Schulter oder auf die Hand setzt, registriere das. Und dann triff eine Wahl: Verscheuchst du sie? Oder setzt du dich mit ihr zusammen auf den Scheißhaufen?
Worauf möchtest du deine Aufmerksamkeit wenden? Welchem Gedanken gibst du die Macht, deine Wirklichkeit zu färben? Bist du die Fliege oder die Biene?

HÄUFIG DAZU GEFRAGT: ABER ES IST DOCH WIRKLICH SCH*SSE ....

»Ja, aber Nina, jetzt mal ehrlich, es *ist* halt wirklich sch*ße, was sie macht«, kriege ich an der Stelle ganz häufig zu hören.
Wenn wir an einem negativen Aspekt festhalten, dann tun wir das meistens, weil wir Angst haben, dass unser Punkt dahinter nicht gesehen wird, wenn wir es loslassen. Was passiert dann mit unserer berechtigten Kritik? Deswegen verstärken wir lieber unseren Groll, verbunden mit der Hoffnung, dass das dazu führt, dass unser Gegenüber erkennt, dass es etwas ändern muss.
Soll ich dir was sagen? Das wird nicht funktionieren! Hab's versucht. Klappt nicht. Mein Gamechanger war, anzuerkennen, dass ich mir meinen Horrorfilm selbst erschaffe. Conrad und sein Verhalten sind nicht das Problem. Meine Bewertungen machen es zu einem. Was nicht bedeutet, dass ich jetzt alles über mich ergehen lassen muss. Dass ich keine Kritik mehr äußern oder berechtigt sauer sein kann. Es geht sehr viel mehr um meine innere Haltung, mit der ich an Conrad, an das Gespräch und schon auch an das Leben selbst herantrete. Es geht um das *wie*.
Es war für mich ein Stück weit eine Erlaubnis, die ich mir selbst geben durfte: mich neben den Problemen auch wieder für die schönen und guten Dinge öffnen zu dürfen, die gleichermaßen und immer genauso da sind. Die gerichtete Brotdose neben dem unausgespülten Espressokocher.
Das Leben wird zum einen so viel schöner, wenn ich es mir erlaube, die Scheuklappen zu öffnen. Und zum anderen steigt die Wahrscheinlichkeit exorbitant, dass ich mit Conrad in ein konstruktives, zielführendes Gespräch finde. Das heißt nicht, dass ich nicht mehr klar für das eintreten soll, was mir wichtig ist. Aber meine Frequenz ihm gegenüber ist entscheidend. Und das beginnt mit meiner gedanklichen Ausrichtung.

FEHLER 6: KAFFEESATZ LESEN

Amelie und Torben

Amelie (27, Erzieherin) und Torben (29, Bauleiter) sind seit vier Jahren ein Paar. Amelie hat sich Kinder gewünscht, wenn es nach Torben gegangen wäre, hätten sie damit auch noch warten können. Die Nachricht, dass es Zwillinge werden, war für beide ein Schock.
Beide schildern, dass sie in den letzten Jahren eher Zombies waren und keine Kapazitäten für sich und für die Partnerschaft gehabt hätten.
Amelie schildert in einer unserer Stunden die Enttäuschung darüber, dass Torben nicht mitzieht. Sie sei es gewesen, die initiiert hätte, dass sie zu mir kommen. Und auch das Gespräch zur Planung des Paarabends sei von ihr ausgegangen. In unserer Stunde erzählt sie, wie frustriert sie war, als der Paarabend anstand und sie Torben, im Jogger lümmelnd auf der Couch und mit der Nase im Handy, vorfand, als sie aus der Einschlafbegleitung mit den Zwillingen kam. Vorwurfsvoll fragte sie ihn: »Machen wir jetzt noch was zusammen, oder was?« Darauf kam es zum Streit. Torben verließ den Raum und ließ Amelie alleine im Wohnzimmer zurück. Eine maximale Verletzung für sie! Er aber war es einfach leid, dass immer nur an ihm rumgemotzt wurde. Schließlich hat er sich einfach nur kurz nach dem Aufräumen hin-

gesetzt, um eine Nachricht zu lesen. »Das wird doch mal möglich sein müssen, dass ich auch mal ausruhe, ohne dass ich dafür gleich schon wieder Ärger kriege«, antwortet er darauf in unserer Stunde.
Wir machten ein kleines Gedankenexperiment und ich fragte Torben: »Torben, was hättest du gemacht, wenn Amelie, kurz bevor sie die Zwillinge ins Bett brachte, noch mal kurz zu dir in die Küche gekommen wäre, dir über die Schulter gestreichelt und in die Augen geschaut und dir mit einem Lächeln gesagt hätte, dass sie sich auf den Abend mit dir freut? Und dass sie sich beeilt, die Zwillinge ins Bett zu bringen, weil sie es kaum erwarten kann, dir nah zu sein?« Bei Torben stellte sich eine latente Schnappatmung ein und er haspelte: »Ich hätte alles stehen und liegen lassen, hätte das Wohnzimmer aufgeräumt, weil ich weiß, dass ihr das wichtig ist, um sich entspannen zu können. Hätte 'nen Rotwein aufgemacht, Kerzen angezündet ...« – »Amelie, wäre das in etwa das, was du dir für den Abend gewünscht hättest?«, wandte ich mich an sie. Ihr Mund stand offen und sie hatte eine kleine Träne im Auge: »Ja ... ja! ... Ja, das wäre wundervoll!«
Wenn es doch so einfach ist: Warum sagt Amelie nicht, was sie sich wünscht? Und warum kommt Torben nicht in die Umsetzung? Wo ist der Fehler?

DER KNACKPUNKT: ERWARTUNGEN UND UNTERSTELLUNGEN

Der Zunder in Konflikten entsteht häufig, wenn wir unserem Gegenüber unterstellen, dass unsere Interpretation der Situation sein Beweggrund ist. Das ist etwa so stichhaltig wie Kaffeesatzlesen. Durchbrechen können wir das, indem wir zwei gängige Fehler vermeiden.

Gedankenlesen

Ich kann die Sehnsucht so gut nachvollziehen, dass er mir meine Wünsche von den Lippen abliest und weiß, was ich denke, ohne dass ich es ausspreche. Dahinter steckt häufig die Sehnsucht, in der Liebe gehalten und bedingungslos geliebt zu sein – etwas, das die wenigsten von uns in ihrer Kindheit erlebt haben. Und deswegen ist da die große, tiefe, tiefe Sehnsucht, dass es doch jetzt wenigstens und hoffentlich mit dem Partner möglich sein muss. Leider kommt hier eine harte Wahrheit: Das geht nicht!

Ja, wir können darauf hinarbeiten, dass wir uns immer besser kennenlernen. Wir können uns einander zeigen mit unseren Wünschen, Sehnsüchten, Ängsten und Hoffnungen. Wir können uns gegenseitig erklären, was wir voneinander brauchen, und uns immer wieder daran erinnern, uns immer wieder damit zeigen. Dann können wir miteinander lernen, uns wirklich das zu geben, was wir jeweils brauchen. Aber das ist nichts, was einfach so da sein kann oder gar da sein muss.

Im Verlauf des Gesprächs von Amelie und Torben war so eindrücklich zu sehen, dass auf der anderen Seite superhäufig maximale Bereitschaft *da* ist, für uns in die Umsetzung unserer Wünsche zu gehen – wenn wir uns authentisch und wertschätzend damit zeigen. Amelie hätte genauso gut sagen können: »Ich bin heute so erschöpft. Ich freu mich auf einen ruhigen Abend mit dir. Zusammen baden wäre toll. Lässt du schon mal Wasser ein?« Woher sonst sollte Torben wissen, wonach ihr der Sinn steht?

Häufig vergessen wir auch, dass unser Partner ja auch noch einen eignen Mikrokosmos hat, in dem es nicht ausschließlich um uns geht. Torben beispielsweise hatte einen anstrengenden Tag, Konflikte mit Mitarbeitern, war müde und unausgeglichen, weil er es mal wieder nicht geschafft hatte, Sport zu machen, bevor er nach Hause gekommen war. Back home, war er weiter am Funktionieren, Machen und Tun – immer nur für die anderen da. Und als er sich dann kurz hinsetzt, bekommt er dafür auch noch eins vor den Latz.

Von all dem hat Amelie aber überhaupt nichts mitbekommen! Woher also sollte sie wissen, dass Torben in dem Moment seine erste wirkliche Pause des Tages genommen hat? Auch er hätte dem Frust vorbeugen können, indem er sich mit seinem Bedürfnis nach Ausruhen zeigt, anstatt von Amelie zu erwarten, ihm das doch auch mal zuzusprechen. Amelie hätte sicher verständnisvoll reagiert, wenn er sie vor der Einschlafbegleitung kurz zur Seite genommen hätte und sich gezeigt hätte: »Hey, ich weiß, heute ist Paarabend. Ich hatte bisher einen echt toughen Tag und bräuchte erst mal noch kurz Pause, bevor wir zusammen was Schönes machen, okay?« – Es ist sehr unwahrscheinlich, dass hier noch ein Konflikt entstanden wäre.

Lasst uns aufhören zu erwarten, dass unsere Partner wissen, was in unserem Kosmos abgeht. Lasst uns stattdessen beginnen, sie in unsere Welt mitzunehmen. Dann wird es ihnen möglich, darauf einzugehen.

Gedanken übertragen

Einen weiteren Fehler, den wir schnell und häufig machen, ist, anzunehmen, dass wir die Gedanken und die Absichten unseres Partners kennen. Wir haben eine Erklärung dafür parat, warum sie sich gerade so verhält. Und wir betrachten diese Erklärung als *die* Wahrheit. Damit geben wir rein hypothetischen Annahmen die Macht, unsere Wirklichkeit zu färben und uns potenziell den ganzen Abend zu versauen. Noch mal Beispiel Amelie und Torben: Sie sieht, wie er auf dem Sofa sitzt und ins Handy schaut und denkt: »Er hat den Paarabend vergessen!«, und: »Ich bin ihm egal! Die Beziehung ist ihm egal.« Diese Gedanken färben ihr Gefühl und folglich auch ihr Verhalten: Sie wird schnippig, schnauzt ihn an und zieht ihre innere Mauer hoch, weil sie sich mal wieder nicht wertgeschätzt fühlt.

Oder: Er sieht sie, wie sie unzufrieden vor ihm sitzt, die Arme verschränkt, die Augenbrauen hochgezogen, und denkt: »Mein Gott, *nie* ist es ihr genug!«, und: »Was *ich* brauche, interessiert sie null. Ich bin ihr egal.« Dieser Gedanke färbt sein Gefühl und folglich auch sein Verhalten: Er zieht sich zurück, versucht, sich noch kurz zu verteidigen, geht dann aber komplett aus dem Kontakt, weil er das Gefühl hat, eh nichts bewirken, geschweige denn es ihr recht machen zu können.

Die Lösung liegt darin, unsere Annahmen und Erklärungsansätze als das anzuerkennen, was sie sind: *unsere* Variante, das Verhalten unseres Gegenübers zu erklären.

Diese Erklärungen haben meistens übrigens mehr mit uns selbst zu tun als mit unserem Partner. Amelie sehnt sich nach Wertschätzung – und unterstellt Torben, dass er sie nicht wertschätzt. Torben hat das Gefühl, dass er nicht ausreicht – und unterstellt Amelie, dass es ihr nie ausreicht. Kein Zufall! Wir erschaffen uns schließlich unsere Wirklichkeit immer und immer wieder selbst. Und wir erschaffen uns selbst immer wieder Erfahrungen, die uns in unseren Schmerzpunkten bestätigen. Durchbrechen können wir das, indem wir unseren Partnern unsere Hypothesen zuspielen und ihnen die Möglichkeit geben, Stellung dazu zu beziehen. Und um sie sehr wahrscheinlich zu widerlegen. Wieder Beispiel Amelie und Torben:

Amelie: »Ich hab das Gefühl, der Paarabend ist dir nicht wichtig.«

Torben: »Doch! Doch, er *ist* mir wichtig. Ich bin einfach nur total k.o.«

Amelie: »Bei mir entsteht da der Eindruck, dass ich dir egal bin. Dass dir unsere Beziehung nicht wichtig ist.«

Torben: »Du bist mir wichtig! Und diese Beziehung auch!«

Amelie: »Also wollen wir jetzt noch was zusammen machen?«

Torben: »Supergerne!«

UND/ODER:
Amelie: »Machen wir jetzt noch was zusammen, oder was?!«
Torben: »Hey, wenn du so mit mir ins Gespräch gehst, fühle ich mich echt unwohl. Ich hab das Gefühl, dass es nicht okay ist, wenn ich auch einfach mal 'ne kurze Pause brauche.«
Amelie: »Doch, das ist schon okay, aber heute ist auch Paarabend …«
Torben: »Ja, ich weiß. Ich brauche noch eine kurze Pause. Okay?«
Amelie: »… Ja …«
Torben: »Gut. Ich bin in 15 Minuten am Start! Ich freu mich auf unseren Abend.«
Um diesen Fehler zu umgehen, braucht es die Bereitschaft, den Kosmos des anderen zu erfassen und auch den eigenen immer wieder selbstkritisch zu hinterfragen. Und das gelingt am besten mit dem folgenden Love-Hack to go.

LOVE-HACK TO GO N° 6: ASTRONAUT:IN

Stell dir deine:n Partner:in als ein Lebewesen von einem anderen Stern vor. Dieser Stern ist ein in sich geschlossenes und durch und durch stimmiges kleines Sonnensystem. Mit in sich schlüssigen Prinzipien und Zyklen, mit unterschiedlichen Witterungen und Jahreszeiten. Stell dir vor, du betrittst als Astronaut:in diesen neuen Stern. Deine Aufgabe ist es jetzt, dieses wunderschöne Alien vor dir zu verstehen. Und dich verständlich zu machen. Dafür musst du sehr wahrscheinlich eine komplett neue Sprache lernen, dich am Anfang erst mal mit Händen und Füßen verständigen und vor allem sehr, sehr viel nachfragen und Fehler machen, bevor ihr miteinander eine flüssige und bereichernde Konversation führen könnt.
Genauso funktioniert Partnerschaft: Auch wir sind in uns geschlossene Sonnensysteme. Wir sprechen verschiedene Sprachen der Liebe,

wir haben verschiedene Kulturen, einfach weil wir alle unsere eigene Geschichte haben. Und wir können nicht erwarten, dass ein Wesen von einem anderen Stern unsere Riten und unsere Sprache bereits sprechen kann, wenn wir uns begegnen. Aber wir können einander kennenlernen. Voneinander und miteinander lernen. Und dann können neue Welten entstehen …

Konkret heißt das für dich: Überprüfe deine Annahmen. Übertrage deine Gedanken nicht ungeprüft auf deinen Partner. Teile mit, was du wahrnimmst, was du vielleicht auch befürchtest, und gib deinem Gegenüber die Möglichkeit, dazu Stellung zu beziehen.

Superwichtig ist, dass du dabei aus der gesunden erwachsenen Frequenz sendest und nicht mithilfe formal korrekter Sätze weiterhin ein »*F*ck you*!« sendest. Wie du die gesunde erwachsene Frequenz einnehmen kannst, kannst du im zweiten Teil des nächsten Kapitels genauer nachlesen (siehe Seite 126).

Wenn du dich dabei erwischst, dass du mal wieder Gedanken übertragen hast: Feiere dich dafür! Das ist der Moment, in dem du dieses Muster durchbrechen kannst. Es ist auch nicht schlimm, wenn das am Anfang noch ganz oft passiert. Wichtig ist, dass du beginnst, dich dafür zu sensibilisieren, *dass* du das tust. Und deinem:r Liebsten und dir selbst die Möglichkeit gibst, das Ganze an der Realität zu überprüfen.

HÄUFIG DAZU GEFRAGT: ICH KANN ABER NICHT MEHR!

»Was, wenn ich selbst so durch bin, dass ich einfach keinen Nerv mehr habe, sie jetzt auch noch charmant daran zu erinnern, dass ich heute Abend etwas von ihr brauche? Das muss doch einfach auch mal drin sein, ohne dass ich was sagen muss?«, bekomme ich an dieser Stelle häufig zu hören.

Eine provokative Gegenfrage: Was kostet dich am Ende mehr Kraft?

A) Dich deiner Liebsten authentisch mit deinem Wunsch zu zeigen, beispielsweise so: »Schatz, ich bin heute fix und foxi. Es wäre voll schön, wenn du einen entspannten Abend für uns vorbereitest, während ich die Kids ins Bett bringe. Ginge das?«

ODER

B) der Groll, der Frust, der sich ergibt, wenn sie wieder nicht das getan hat, was in deinem Kopf so schön gewesen wäre. Plus der Streit, der daraus sehr wahrscheinlich resultiert.

Was kostet mehr Kraft? A) oder B)? Es ist B), stimmt's?

Trotzdem kann ich das Gefühl supergut nachfühlen, dass einfach nichts mehr geht. Aber damit es selbst in den toughsten Momenten rundläuft. Wir müssen erst mal Kraft und Zeit investieren, damit wir auch in den Momenten, in denen gefühlt nichts mehr geht, davon profitieren können. Ich schlage an der Stelle gerne vor, eine Zeichensprache zu vereinbaren, mit der ihr euch wortlos Dinge vermitteln könnt. Beispielsweise weil die Kraft dafür gerade nicht mehr da ist oder weil die Kinder mit dabei sind.

Haltet das supergerne auch schriftlich fest, zum Nachlesen, damit es nicht vergessen geht.

Das kann dann konkret beispielsweise so aussehen, dass du ihm in die Augen schaust, die Hand auf dein Herz legst und tief atmest. Dann schiebst du ihm den gemeinsam angelegten Zettel zu, auf dem steht: *Wenn Amelie sich die Hand aufs Herz legt und tief atmet, bedeutet das: Sie ist fix und fertig und hat nicht mal mehr die Kraft, dir zu sagen, dass ihr heute Abend deine Zuwendung guttun würde.*

Das ist tatsächlich wie eine neue Sprache zu lernen – am Anfang mühselig, nervig und stockend. Und es braucht Übung, bis du locker in einer Fremdsprache plaudern kannst. Aber dann macht es Spaß.

Es ist ein lohnendes Investment, Zeit, Kraft und Energie in die Beziehung zu investieren. Denn nur dann können wir auch irgendwann die Früchte ernten.

FEHLER 7: WASCH MICH, ABER MACH MICH NICHT NASS

Nora und Carl

Nora (41, Psychologin) und Carl (43, Journalist) sind seit 15 Jahren ein Paar und haben drei gemeinsame Kinder (10, 8 und 5 Jahre). Sie kommen zu mir in die Beratung, weil Nora sich trennen und gerne eine solide Grundlage für ein weiteres konstruktives Miteinander schaffen möchte. Carl fühlt zwischenzeitlich auch Resignation, obwohl er lange an der Beziehung festgehalten hat. Die beiden haben in den vergangenen Jahren laut Nora viel probiert (Paartherapie, jeder Therapie für sich), was aber nie zur erhofften Veränderung geführt habe. Carl meint, dass sie zwar immer viel angefangen, aber nichts so wirklich ernsthaft durchgezogen hätten. In der letzten Zeit kam es immer wieder wegen Kleinigkeiten zu krass eskalierenden Konflikten, weswegen Nora jetzt die Reißleine ziehen möchte, auch und vor allem für die Kinder, die die Konflikte immer häufiger mitbekommen.
Ich bitte die beiden, mir die Schwierigkeiten, die sie mit dem jeweils anderen haben, darzulegen:
Nora: »Er gibt mir das Gefühl, mich nur mit meinen Sonnenseiten zu lieben. Wenn ich gut funktioniere, in meiner Kraft bin, es schaffe, über Fehler hinwegzusehen und mich positiv auszurichten – läuft es! Aber wehe, ich

hab mal einen Moment der Schwäche. Dann ist er weg. Wird kalt, geht aus dem Kontakt. Das kann ich so einfach nicht mehr.«
Carl: »Ich hab Schwierigkeiten mit ihrer Aggression. Tatsächlich wird sie mir gegenüber auch körperlich aggressiv – was ich überhaupt nicht ertragen kann. Das verletzt mich auf so vielen Ebenen. Und ja, ich weiß, dass sie hohe Ansprüche stellt. Und ich versuche ihnen ja auch gerecht zu werden, mach es auch superhäufig genau so, wie sie es mir sagt. Aber trotzdem habe ich das Gefühl, dass es nicht reicht. Sie bleibt wütend. Und ich komm nicht an sie ran. Wahrscheinlich bin ich einfach wirklich nicht der Mann, den sie braucht.«
Die Konflikte unterliegen immer wieder einer ähnlichen Dynamik: Sie stellt eine Forderung, er versucht zu bedienen. Sie ist unzufrieden, er zieht sich zurück. Sie wird aggressiv … Und das immer im Kreis – seit Jahren drehen sich Nora und Carl mit dieser Dynamik immer tiefer und tiefer abwärts.
Eigentlich würden sie sich beide wünschen, eine Familie zu bleiben, sehen aber gerade einfach keinen Ausweg mehr, weswegen die Trennung die einzige Option zu sein scheint.

DER KNACKPUNKT: DIE SUCHE NACH DEM FEHLENDEN PUZZLETEIL

Der wahrscheinlich häufigste Grund dafür, dass Paare in eine Sackgasse geraten, ist, dass man zwar möchte, dass sich etwas verändert, man aber nicht dafür bereit ist, sich zu verändern. Eben ganz nach dem Motto »Wasch mich, aber mach mich nicht nass!« Stattdessen ziehen wir eine Eigenart unseres Partners als Grund für die Krise heran: Wenn er nur endlich ...

Das Verrückte dabei ist, dass das, was viele Paaren irgendwann aneinander nervt, ursprünglich etwas war, warum sie sich füreinander begeistern konnten: »Er war mein Ruhepol. Bei ihm hab ich mich zu Hause gefühlt«, meinte Nora, als ich sie fragte, was sie einst an Carl schätze. Heute nervt sie, dass er nicht in die Pötte kommt. »Sie hat mich fasziniert. Sie war wild und es wurde nie langweilig mit ihr«, antwortete Carl auf diese Frage. Heute ist er angestrengt von ihren Forderungen. Warum passiert das? Und können wir dieses Problem durchbrechen?

Bei der Partnerwahl suchen wir häufig unbewusst das, was wir uns selbst nicht geben können: Beispielsweise ist Nora ständig am Machen und tut sich schwer damit, sich auch mit Nichtstun wirksam zu fühlen. Mit Carl war ihr das ursprünglich möglich: Seine Ruhe tat ihr gut. Je näher sie sich kommen, desto mehr triggert seine Ruhe aber einen alten Schmerzpunkt. Das liegt schlicht und ergreifend in der Natur der Dinge. Es ist ein bisschen, wie wenn wir beginnen, zwei Hände langsam ineinanderzulegen: zunächst erscheint es wie eine perfekte Einheit und wundervolle Ergänzung (ihr Getriebensein und seine Ruhe).

Unbewusst suchen wir in unserem Partner, unserer Partnerin häufig genau das, was uns selbst am meisten fehlt. So entsteht anfangs der Eindruck, dass wir einander perfekt ergänzen.

Wenn wir beginnen, unsere Hände ineinanderzulegen, scheint sich eine perfekte Zusammengehörigkeit zu ergeben:

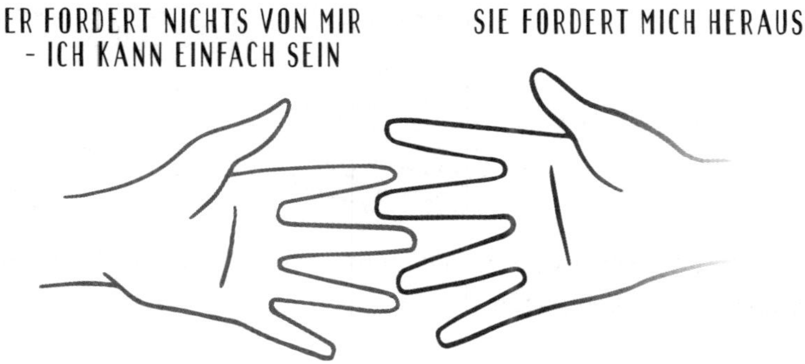

Die Eigenarten des Gegenübers ergänzen uns.

Je näher sich die beiden Hände aber kommen, desto mehr berühren wir uns – und kommen im Kontakt mit dem anderen auch früher oder später an alte Schmerzpunkte.

Denn hinter Noras Getriebensein steckt ihre Geschichte: Sie war das dritte Kind einer depressiv erkrankten Mutter und übernahm den unausgesprochenen Auftrag, dafür zu sorgen, dass es der Mutter gut ging – indem sie funktionierte. Das war aber eine nicht lösbare Aufgabe für ein so kleines Mädchen. So wuchs Nora mit dem Schmerz auf, dass zu viel Verantwortung auf ihrer Schulter liegt.

Je näher Carl ihr nun kam, desto mehr wurde aus dem Ruhepol eine passive Bedrohung – die sie daran erinnerte, dass einfach zu viel Verantwortung auf ihren Schultern lastete.

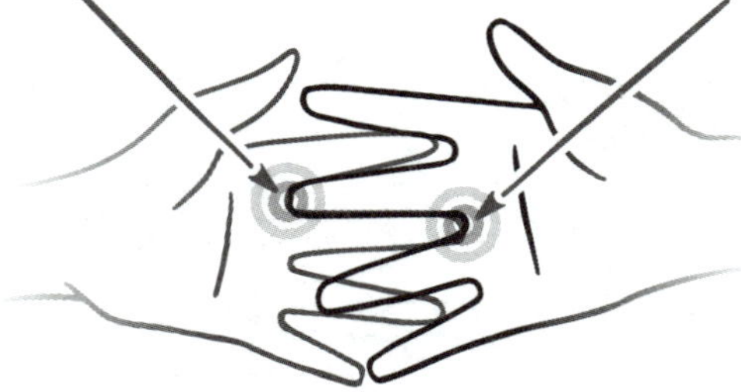

Je näher wir einander kommen, umso mehr berühren wir uns in unseren Schmerzpunkten.

Raus aus dem Sandkasten

Wenn wir einander so nah sind, dass wir uns gegenseitig an den wundesten Punkten berühren, machen viele Paare, inklusive mir und Conrad, folgenden Fehler: Wir machen den anderen für unseren Schmerzpunkt verantwortlich.

»Du ziehst dich zurück – wegen dir liegt die Verantwortung mal wieder allein bei mir.« Aber deine Partnerin ist nicht schuld an deinem alten Schmerzpunkt. Dieser Schmerzpunkt ist so oder so da. Er basiert auf deiner Geschichte, ist ein Teil von dir und würde auch durch jeden anderen Partner wieder reaktiviert werden – sobald du ihn so nah an dich ranlässt wie den aktuellen (siehe meine Erfahrung mit Franz aus dem Epilog!). Wichtig ist zu verstehen, dass durch diese alten Schmerzpunkte alte Dynamiken reaktiviert werden.

Noras Härte, die sie im Streit mit Carl an den Tag legt, ist Teil ihrer Dynamik: »*Ich muss zu viel Verantwortung tragen, also gehe ich in die Härte, um es doch noch irgendwie zu schaffen.*« Wie bei den meisten zerstrittenen Paaren berührte Nora wiederum durch ihre Härte Carl in seiner Dynamik: »*Ich bin eh nicht gut genug, also gehe ich auf Rückzug.*«

Und jetzt wird es heiß! Denn Carls Rückzug bestätigt wiederum Nora in ihrer Dynamik, alles allein schaffen zu müssen – und sie wird noch härter. Was Carl wiederum noch kälter werden lässt und dazu führt, dass er sich noch weiter rauszieht. So wie den beiden geht es vielen: Wir drehen uns jeweils immer weiter rein, in einen alten Film, der hauptsächlich aus alten Schmerzpunkten besteht und meistens relativ wenig mit der aktuellen Situation zu tun hat. Häufig sind wir dann so eingenommen von unserem persönlichen Drama, dass wir den anderen komplett aus den Augen verlieren. Oder wir sehen ihn durch unseren Filter, passend zu unserem alten Film: »ständig nur am Fordern«, »aggressive Kuh!«, »unfähiges Arschloch!«, »kalt wie eine Hundeschnauze!« – *Es ist ein Horror!* Und das meistens für *beide* Seiten.

Der Horror beginnt damit, dass wir das Verhalten unseres Partners häufig viel zu persönlich nehmen: Wenn Nora hart wird, bezieht Carl das auf sich und interpretiert es als Bestätigung dafür, dass er nicht gut genug ist. Dabei ist sie in so einem Moment der Härte eigentlich ein überfordertes Mädchen, dass sich nach Halt sehnt.

Nora bezieht Carls Kälte und Rückzug auf sich und interpretiert es als Bestätigung dafür, dass sie mal wieder alles alleine schaffen muss. Dabei ist er in dem Moment, wenn er sich zurückzieht, eigentlich ein hilfloser, kleiner Kerl, der sich nach Bestätigung sehnt.

So stehen sich in Konfliktmomenten häufig eher zwei Dreijährige gegenüber. Zwei Kinder, die sich im Sandkasten darum kloppen, wer die Schaufel bekommt. Anstelle von zwei Erwachsenen, die sich gegenseitig respektieren, lieben, achten und schätzen.

Festgefahrene Dynamiken wie die von Nora und Carl lassen sich nur durchbrechen, wenn mindestens einer aus dem Sandkasten aufsteht. Es braucht mindestens einen, der dieses Spielchen erkennt und entscheidet, so nicht mehr mitzuspielen.

Hierfür ist es zunächst wichtig, die eigene Dynamik zu erkennen und die Verantwortung dafür zu übernehmen. Danach geht es darum, die Dynamik des anderen kennenzulernen, und sich dahingehend zu trainieren, sie nicht mehr persönlich zu nehmen.

So sähe das für Carl aus: »Wenn Nora hart wird, berührt sie dadurch einen Teil in mir, der Angst hat, nicht gut genug zu sein. Aber mit ihrer Härte zeigt sie mir eigentlich ihre Überforderung. Ihren Wunsch nach Entlastung. Je härter sie wird, desto mehr Halt braucht sie. Also bleibe ich da. Und gehe nicht weg. Weil ich heute kein Dreijähriger bin, sondern ein cooler Typ, der seine Frau gottverdammt noch mal halten kann.«

Und so für Nora: »Wenn Carl aus dem Kontakt geht, berührt das einen Teil in mir, der darunter leidet, alles allein schultern zu müssen. Aber mit seinem Rückzug zeigt er mir eigentlich seine Angst vor Ablehnung. Je kälter er wird, desto mehr Zuspruch braucht er. Also übe ich mich in Milde. Und versuche, weich zu sein und zu bleiben. Weil ich heute keine Dreijährige bin, die immer nur kämpfen muss. Sondern eine wundervolle, zarte, weiche Frau, die ihren Mann lieben möchte und kann.«

Ziel für beide Partner ist, die Reaktivierung eines alten Schmerzpunktes wahrnehmen zu können, ohne dem anderen die Schuld dafür zu geben. Und, das ist der nächste wichtige Schritt: nicht auf den Drama-Zug des anderen mit aufzusteigen! Einer muss aufhören! Einer muss aufhören, sich in den Sog einer alten Dynamik reinziehen zu lassen, und hier bleiben: wo du ein gesunder Erwachsener bist! Du bist nicht mehr das hilflose, ohnmächtige oder wütende Kind! Also (wo)men up – raus aus dem Sandkasten! Und rein in die Beziehung, die du dir wirklich, wirklich wünschst!

Begegnet euch mit Milde

Was mir und vielen Paaren, die ich bisher begleiten durfte, extrem geholfen hat, ist, sich das Gegenüber in Momenten, in denen es mal wieder voll in einem alten Schmerzpunkt gefangen ist (und beispielsweise kalt oder aggressiv wird), wirklich als ein dreijähriges

Kind vorzustellen. Das bringt uns in eine gesunde Distanz zum Drama des anderen. Und ermöglicht es uns, nicht darauf einzusteigen. Ja, vielleicht sogar milde auf ihn/sie zu blicken. Oder auch eine klare Grenze zu ziehen.

Wenn dein Liebster, deine Liebste tobt oder kalt wird, führe dir vor Augen, dass in diesen Momenten ein kleines, verletztes, bedürftiges inneres Kind vor dir steht, das eigentlich nur verzweifelt versucht, endlich die Liebe (oder die Autonomie/die Sicherheit …) zu erfahren, die es schon so lange so schmerzlich vermisst.

Frage dich: Wenn das da vor mir gerade mein leibliches Kind wäre, wie würde ich auf es reagieren? Ziehe die Möglichkeit in Betracht, dass das innere Kind deines Partners denselben liebevollen Umgang verdient hat.

Was uns bei unseren Kindern meistens noch ganz gut gelingt, ist bei unserem Partner meistens eine ganz andere Nummer. Und das ist so normal. Denn wir haben komplett andere Rollenerwartungen an ihn als an unser Kind. Daher ist es definitiv die Königsdiziplin gegenüber einer Partnerin, die gerade tobt wie eine Dreijährige, in der gesunden erwachsenen Frequenz zu bleiben. Aber es ist möglich. Und so heilsam, wenn es uns möglich ist, milde und nachsichtig selbst auf die dunkelsten und hässlichsten Punkte unserer Partnerin blicken zu können. Um vielleicht sogar die Schönheit darin zu erkennen. Ich finde, ihr habt jeweils nichts anderes verdient. Denn ihr seid beide durch und durch liebenswert.

Gerade weil bei Nora und Carl auch körperliche Aggression ein Thema war, sei an dieser Stelle noch ein wichtiger Punkt erwähnt: All das gilt nur, solange keine körperliche oder psychische Gewalt mit im Spiel ist. Wenn du Gewalt erfährst, ist die gesunde Reaktion klipp und klar, STOPP zu sagen. Wenn möglich, gerne aus einer gesunden erwachsenen Frequenz heraus im Sinne von: »Hey, ich sehe deinen Schmerz, aber bei aller Liebe: So gehst du nicht mit mir um!« Auch für Nora war es wichtig, dass sich Carl ihr gegenüber so

klar positioniert hat, um zu erkennen, wie destruktiv ihre Dynamik der Härte geworden war.
Das musst du nicht alleine schaffen. Wenn du Gewalt ausgesetzt bist, wende dich bitte unbedingt an professionelle Beratungsstellen.
In allen anderen Fällen stellt sich die Frage: Wie können wir uns vielleicht sogar als Paar gegenseitig darin unterstützen aus diesen alten, verstaubten Dynamiken endlich auszubrechen? Eine Antwort gibt es im nächsten Love-Hack to go.

LOVE-HACK TO GO N° 7: GESKRIPTETE EXITSTRATEGIE

Die geskriptete Exitstrategie war für Conrad und mich definitiv ein Gamechanger, der uns dabei unterstützt hat, aus dem Sandkasten auszusteigen und mit beiden Füßen in das Beziehungsleben zu treten, das wir uns wünschen.
Als Vorbereitung für diesen Rettungsanker brauchst du ein Bewusstsein für deine Dynamik. Im Kapitel »Psycho-logisch erklärt« gebe ich dir noch mal mehr Informationen, wie du das für dich herausfinden kannst. Wenn du dieses Bewusstsein hast, ist es erschreckend einfach und dennoch hocheffektiv:

1. Zeig dich deiner:m Liebsten mit deiner Dynamik. Mach das unabhängig von einem Konflikt, beispielsweise so: »Hey, ich bin mir darüber bewusst, dass diese Härte echt uncool ist. Mir ist total wichtig, dass du weißt, dass dahinter eigentlich eine ganz große Unsicherheit steckt. Je härter ich werde, desto unsicherer bin ich. Und desto mehr Fürsorge und Halt brauche ich eigentlich.«
2. Hol dir eine Erlaubnis ab. Zum Beispiel so: »Ich bin mir darüber bewusst, dass das nicht okay ist, und ich bin dran, es zu verän-

dern. Ich hab eine Idee, wie du mich dabei unterstützen könntest. Möchtest du die hören?«

3. Skripte deinem Partner deine Exitstrategie. Sag ihm ganz genau, was du in einem Moment der Härte wirklich brauchst, damit du aus der Dynamik aussteigen kannst. Werde dabei ganz konkret, etwa so: »Wenn ich in die Härte komme, brauche ich eigentlich deinen Halt. Das kannst du am besten so zum Ausdruck bringen: Nimm meine rechte Hand und leg sie in deiner Hand auf dein Herz. Schau mir dabei in die Augen und sage mir: ›Ich halte dich.‹«
4. Trainiert das! Übt das gerne ein-, zweimal, direkt in dieser Gesprächssituation. Gib gerne auch Feedback, wenn etwas noch nicht stimmt. Bitte finde ein gutes Maß und bleib freundlich. Nehmt das dann mit in euren Alltag: Übt es zuerst mal in neutralen Situationen, etwa immer beim Frühstück. Dann in ersten, leichten Anspannungsmomenten, zum Beispiel wenn ihr die Kinder zu Bett bringt. Wenn ihr die Exitstrategie eine Weile trainiert habt, ist es wahrscheinlich, dass sie euch auch in der nächsten Stresssituation zur Verfügung steht, wenn du akut in deinem Schmerzpunkt getriggert bist. Und: Auch wenn ihr es erst mal »nur« schafft, das *nach* einer Konfliktsituation anzuwenden, ist das auch schon Gold wert!
5. Biete deinem Partner an, dasselbe auch für ihn zu tun.

HÄUFIG DAZU GEFRAGT: SIE DREHT ABER EINFACH TROTZDEM DURCH!?

»Nina, ich schwöre: Ich mach es eins zu eins so, wie wir es besprochen haben. Aber es bringt nichts! Sie dreht trotzdem weiter durch!«, kriege ich an der Stelle häufig zu hören.

Ganz wichtig: Rechne nicht damit, dass dein Partner es gut findet, wenn du die Exitstrategie ziehst! Führe dir vor Augen, dass das für dein Gegenüber auch immer ein kleines Sterben ist. Schließlich ist sie ja gerade der felsenfesten Überzeugung, dass du schuld an allem bist. Wenn du jetzt auf die Exitstrategie setzt, erinnerst du sie ja an *ihre* Verantwortung. Und das will man nicht immer hören – das weiß ich aus eigener Erfahrung.

Im Grunde genommen hast du zwei Optionen: Du kannst mantragebetsmühlenartig die besprochene Exitstrategie wiederholen. Sage beispielsweise immer und immer wieder und ausschließlich: »Ich sehe dich, mein Schatz.« Und achte dabei gut auf dich.

Wenn du merkst, dass es bei dir beginnt zu kippen, weil du ungeduldig wirst oder selbst wütend oder einfach nur genervt (was okay ist!), dann geh über zur zweiten Option:

Zieh dich raus. Besprich in einem ruhigen Moment mit ihr, dass du in Konflikten an Punkte kommst, an denen du dich schützen möchtest. Lass sie dir gerne sagen, wie du konkret vorgehen sollst. Was du sagen sollst. Ob du sie noch mal berühren sollst – und wenn ja, wo. Und was sie auch danach von dir braucht, wenn du dich rausgezogen hast.

Rechne auch hier nicht damit, dass sie das gut finden wird, auch wenn du es genau so machst, wie sie es dir gesagt hat.

Wenn du die- oder derjenige bist, die/der die Situation beendet, ist es dann aber auch wichtig, dass du das Gespräch wieder dazu aufgreifst. Betrachte die Exitstrategie eher als etwas, das *dir* eine Orientierung gibt, wie du mit deinem Gegenüber umgehen kannst, wenn es durchdreht. Ziel muss nicht sein, dass sie dadurch von der brüllenden Löwin zum schnurrenden Kätzchen wird (was passieren kann, aber nicht muss!). Ziel ist vielmehr, dass *du* einen Fahrplan hast, an dem du dich entlanghangeln kannst, wenn sie getriggert ist, ohne selbst in deine alte Dynamik zu verfallen. Die sie ja sehr wahrscheinlich wieder in ihrer Dynamik befeuern wird und ihr so eine Steilvorlage für den nächsten eskalierenden Konflikt habt.

FEHLER 8: ÜBER SOCKEN STREITEN

Christine und Matthias

Christine (37, Dozentin) und Matthias (39, Elektroingenieur) sind seit fünf Jahren ein Paar und haben eine Tochter (3 Jahre), die noch nicht fremdbetreut ist. In ihrem Alltag kommt es häufig zu Konflikten, weil Christine aufgrund der Betreuungssituation Schwierigkeiten hat, ihre Arbeitszeit zu realisieren. Es kam in letzter Zeit häufiger vor, dass Matthias später als vereinbart von der Arbeit nach Hause gekommen ist. Meistens platzt die Kleine dann auch noch in ihre eh schon sehr knapp bemessene Arbeitszeit rein und weil Christine auch noch komplett das Abend- und Einschlafritual übernimmt, steht für sie meistens nicht mal eine Stunde am Stück zum Arbeiten zur Verfügung.

Der letzte eskalierende Konflikt kam auf, als Christine aus der Einschlafbegleitung kommt und im Flur über seine dreckigen Socken stolpert, obwohl sie Matthias schon so oft gesagt hatte, dass sie es nicht leiden kann, wenn er seine Socken überall rumliegen lässt. Sie stampft weiter ins Wohnzimmer, wo auch noch alles im Chaos liegt, und kann nicht fassen, dass Matthias immer noch mit dem Abwasch beschäftigt ist. Wutschnaubend fängt sie an aufzuräumen. Als er aus der Küche rauskommt, wirft sie ihm an den Kopf: »Wie es hier schon wieder aussieht … Ich kann so hier nicht arbeiten. Ich hatte den ganzen Tag noch keine Zeit zum Arbeiten und jetzt muss ich erst mal aufräumen. Dieses Chaos überall macht mich wahnsinnig!«

Darauf entgegnet Matthias: »Ich bin ja wohl nicht verantwortlich für deinen Scheiß. Das sind doch alles deine Sachen hier!?« – »Ja, aber ich war ja den ganzen Abend mit Caroline beschäftigt und konnte nicht auch noch aufräumen«, entgegnet sie. »Und ich sitze die ganze Zeit nur rum und dreh Däumchen, oder was?«, pfefferte er ihr daraufhin entgegen.

Die Situation heizt sich immer weiter auf, der Wortwechsel wird lauter und aggressiver, weswegen sie schließlich den Raum verlässt. Er läuft ihr hinterher. Sie schließt sich im Bad ein und ruft, er solle sich verpissen. Davon wacht Caroline auf. Christine drückt sich an Matthias vorbei, um sich um sie kümmern zu können. Es dauert eine Weile, bis sich die Kleine beruhigt und wieder einschläft. Und Christine kommt mal wieder nicht zum Arbeiten …

In unserem Gespräch kann Matthias volles Verständnis für die Lage von Christine aufbringen. Auch Christine sieht, dass es nicht wirklich um Socken geht. Dennoch ist die Ordnung immer wieder der Punkt, an dem sich heftige Konflikte aufbauschen. Sie wünschen sich, das zu durchbrechen. Und gute Absprachen zu finden, die für alle funktionieren.

DER KNACKPUNKT: AN DER OBERFLÄCHE AUFREISSEN

Von außen betrachtet ist die Sache bei Christine und Matthias ja relativ simpel zu erkennen: Sie ist zu Recht angepisst, weil er sich nicht an Absprachen hält, weswegen sie Druck hat, ihre Arbeit zu schaffen. Matthias ist genervt von ihrem Gemeckere und fühlt sich ungerecht behandelt.

Die spannende Frage ist jetzt: Warum sagen sie es sich nicht genau so? Warum sagt Christine nicht: »Hey, ich bin grade echt unter Druck, und, wenn ich ehrlich bin, auch genervt. Wir hatten vereinbart, dass du um 16.30 Uhr daheim bist. Aber es wurde fast halb sechs. Da kann ich de facto vor dem Abendessen eigentlich nichts mehr arbeiten.«

Warum sagt Matthias nicht (wenn sie schon schimpft): »Wow, du bist grade richtig wütend. Ich hör dir gerne zu. Aber wenn du so laut wirst, fällt mir das schwer. Also, erzähl mal, wo drückt der Schuh?«

Die beiden sind extrem klug und hätten sicherlich noch schönere Sätze bilden können als ich hier gerade – aber in den Sockensituationen gelang es ihnen nicht. Warum? Wo lag der Fehler?

For the record: Auch mit Christine und Matthias habe ich zuallererst strukturell gearbeitet. Es war klar, dass Christine mit der Betreuung von Caroline Entlastung brauchte. Rein rechnerisch war diese Aufgabe nicht lösbar: Sie hatte eine 80-Prozent-Stelle an der Uni und 100 Prozent Kinderbetreuung – das war dauerhaft nicht machbar, ohne auszubrennen. Es musste also externe Unterstützung her, auch um den beiden wieder Ruhephasen zu ermöglichen. Jeweils für sich, aber auch als Paar. Daher hat Matthias es in die Hand genommen, sich um eine Haushaltshilfe und einen Babysitter zu kümmern, die Christine untertags entlasteten. So konnte sie untertags arbeiten und musste sich abends nicht um das Chaos kümmern.

Dann ging es auch bei den beiden darum, die im Fehler 7 besprochene Paardynamik aufzudecken (siehe Seite 74). Denn wenn wir motzen, zetern, schimpfen, schmollen und als Antwort darauf auf Gegenangriff schalten oder den Rückzug antreten, tun wir das *entweder* weil wir überlastet sind *oder* weil wir in einer alten Dynamik gefangen sind. Deswegen galt es auch hier zunächst einmal Licht ins Dunkel zu bringen:
Christine arbeitete Folgendes für sich heraus:

- Schmerzpunkt: »Ich fühle mich nicht gehört.«
- Strategie: »Ich streng mich richtig an, ständig und für alle. Aber selbst für die banalsten Dinge muss ich kämpfen – und das macht mich wütend.«

Und Matthias:

- Schmerzpunkt: »Ich fühle mich nicht gehört.«
- Strategie: »Ich versuche, die Harmonie und Ruhe herzustellen beziehungsweise aufrechtzuerhalten, nach der es mich sehnt, und investiere viel dafür. Aber ständig wird an mir gezogen und gezerrt – und das macht mich echt stinkig.«

Tatsächlich haben die beiden eine sehr ähnliche Dynamik. Das führt, by the way, häufig zu ordentlichem Zunder! Wenn Dynamiken nicht komplementär sind (»Ich greife an, du ziehst dich zurück«), sondern gleich und gleich sind (»Ich greife an, du greifst an«), – werden Konflikte gerne sehr pikant.
Mit dem Blick auf die Dynamik wurde also klar: Beide fühlen sich nicht gehört. Beide gehen auf Angriff.
Jetzt ist ja noch die spannende Frage: Was machen wir damit? Wie sagen wir's? Und wie nehmen wir es auf? Genau darin liegen tatsächlich häufig gleich mehrere und sehr, sehr große Fehler! Lass uns also zusammen schauen, was nicht nur bei Christine und Matthias schieflief, sondern auch bei Conrad und mir und vielleicht ja auch zufällig bei dir, bei euch.

Wie sag ich's?

Wir machen superhäufig den Fehler, dass wir auf der oberflächlichen Verhaltensebene Gründe finden, uns zu streiten, obwohl dahinter eigentlich etwas ganz anderes steckt. Christine beispielsweise ärgert sich über die Unordnung und schimpft über Socken – eigentlich ist sie aber frustriert, weil sie sich von Matthias nicht berücksichtigt fühlt (»Ich mach so viel und verlange nicht viel: ein bisschen Ordnung und Zeit zum Arbeiten, aber nicht mal das ist möglich«). An der Oberfläche ist sie wütend. Eigentlich fühlt sie sich aber ganz dumpf, weil so über sie und über das, was sie braucht, hinweggegangen wird. Eigentlich ist sie traurig, weil sie sich nicht gehört fühlt. Ein alter Schmerz.

Wenn wir ehrlich sind, verhält es sich doch bei jedem von uns in Konfliktmomenten superhäufig so: Wir finden einen Aufhänger und an dem reißen wir uns auf. Und das ist ja erst mal auch vollkommen okay. Es ist ja berechtigt, sauer zu sein, wenn er zu spät kommt. Das darf man auch fühlen und ausdrücken. Dabei machen wir jedoch meistens mindestens einen der vier folgenden Fehler, die sich in der Paartherapie als »die vier apokalyptischen Reiter« etabliert haben, weil sie *immer* dazu führen, dass ein Gespräch negativ verläuft.

Erster Reiter: Kritik

Hier ist es wichtig, zwischen einer berechtigten Beschwerde und destruktiver Kritik zu unterscheiden. Bei einer destruktiven Kritik schieben wir dem anderen die Schuld in die Schuhe, implizit (»Schon wieder so eine Unordnung!«) oder explizit (»Du bist so ein Chaot!«).

Destruktiv ist auch, wenn wir uns dabei auf die Person und auf ihren Charakter beziehen (»Du bist so unordentlich. Ich halte es nicht mehr mit dir aus!«). Und natürlich, nicht zu vergessen: die Verallgemeinerung (»Immer dieses Chaos!«).

Zweiter Reiter: Verachtung

Dieser Reiter hat es definitiv in sich und entsteht häufig dann, wenn Beschwerden nicht berücksichtigt werden. Dieser Reiter zeigt sich durch Sarkasmus und Zynismus (»Ach, sind wir also auch schon fertig mit Küche machen, ja?!«), Respektlosigkeit (»Was ist denn das schon wieder für eine dumme Frage?«), abschätzigen Humor (»Seit wann hältst du dich denn an Absprachen?«) und Verhöhnung (»Du brauchst jetzt nicht gleich schon wieder auszurasten!«).

Dritter Reiter: Rechtfertigung

Rechtfertigung ist die klassische Reaktion, um auf Kritik oder Verachtung zu reagieren, die den Teufelskreislauf aber aufrechterhält oder gar noch verschlechtert (»Hör mal, ich mach seit zwei Stunden nichts anderes, als das Haus zu putzen«).

Vierter Reiter: Mauern

Auch Mauern ist eine Reaktion auf Kritik und Verachtung und zeigt sich darin, dass wir den Kontakt abbrechen, entweder physisch (indem wir den Raum verlassen) oder innerlich (indem wir nichts mehr sagen und unser Gegenüber ignorieren).
Christine und Matthias haben definitiv keinen der vier apokalyptischen Reiter ausgelassen. Und auch ich kenne sie ziemlich gut, die vier Reiter. Wie ist es bei dir? Erkennst du dich auch in einem oder mehreren der Reiter wieder?

Natürlich ist es ein wichtiger erster Schritt, eine Beschwerde konstruktiv rüberzubringen. Aber häufig steckt hinter der Beschwerde wie der über die Unordnung ja ein ganz anderes Thema. Wodurch der eigentliche Zunder ja erst wirklich entsteht. Deinen Frust konstruktiv auszudrücken, ist also wichtig und berechtigt. Aber dabei solltest du es dann nicht belassen. Zumindest, wenn du ein dynamisches Thema nachhaltig und konstruktiv lösen möchtest.

Hierfür musst du die Karten auf den Tisch legen und dich wirklich authentisch mit deiner Verletzbarkeit zeigen. Mit dem, was oft hinter der Wut oder hinter dem Rückzug liegt. Übrigens war das auch einer der Kernthesen von Marshal Rosenberg, Psychologe, weltweit gefragter Mediator und Godfather der Gewaltfreien Kommunikation (kurz GFK). Klar hat er tolle Gesprächsregeln aufgestellt, Ich-Botschaften und so weiter – und die sind sicherlich auch alle wichtig und gut. Aber Rosenberg ging es nie um Kommunikationsregeln. Diese leitete er ab, um den eigentlichen Kern seiner Idee von gewaltfreier Kommunikation realisieren zu können. Worum es auch Rosenberg eigentlich ging, war: die Selbstoffenbarung.

Ich beobachte immer wieder, dass Paare oder Eltern zwar GFK-korrekte Sätze anwenden (latent angestrengt und künstlich klingend), die am Ende aber dann trotzdem wieder sagen: »Du Arschloch!«

Ich beobachte so häufig, dass eine Technik benutzt wird, um die Wut, den Frust weiter vor sich herzuschieben. Verpackt in Ich-Botschaften und bezogen auf eine konkrete Situation. Aber die Frequenz dahinter bleibt Wut. Und Wut trennt uns. Wut schafft immer Distanz. Wut führt entweder zu Gegenangriff oder zu Rückzug. Auch wenn es GFK-verpackt ist.

Also kann ich mir doch die ganze künstliche Technik sparen und besser noch mal darauf schauen, was uns Rosenberg wirklich sagen wollte. Nämlich: Zeig dich! Zeig dich echt! Zeig dich wahrhaftig! Zeig dich mit deinem Schmerz! Mit deiner Müdigkeit! Mit deiner Hoffnungslosigkeit! Zeig dich mit dem, was hinter deiner Wut wirklich, wirklich steckt!

Und ja: Das kann sich anfühlen, als würden wir uns nackt auf eine Bühne stellen. Das ist für viele von uns maximal bedrohlich. Weil es nichts ist, was wir gelernt haben. Und weil es auch die wenigsten um uns herum tun. Es *ist* ein Risiko. Wenn wir die Sicherheit der Wut und den Schutz des Vorwurfs fallen lassen, *sind* wir verletzlich. Und genau davor haben viele Angst. Zu Recht. Weil die wenigsten von uns gute Erfahrungen damit sammeln durften. Meistens kriegen wir als Kind eins vor den Latz, wenn wir uns echt mit unseren Gefühlen zeigen. »Sei still!« – »Sowas macht man nicht!« Und das sitzt. Das sitzt tief in unseren Zellen. Und prägt uns bis heute in unsere Paarbeziehung hinein.

Wenn wir Beziehung neu leben möchten, wenn wir alte Dynamiken durchbrechen möchten, gilt es, dieses Risiko einzugehen: Zeig dich! Wenn du im Kontakt bist zu deinem Schmerz und damit rausgehst, kannst du auch wieder »Du Arschloch!« sagen. Denn es wird auf einer anderen Frequenz schwingen. Und dein Gegenüber wird es ganz anders aufnehmen können als ein immer noch mit Wut beladenes GFK-Geplänkel.

Aber wie geht das denn jetzt konkret? Wie können wir uns authentisch zeigen?

Dafür brauchen wir zuallererst eine gute Form der Selbstbeziehung: Wir müssen wieder in Kontakt kommen zu uns selbst, um überhaupt mitzubekommen, dass sich etwas in uns regt. Um mitzubekommen, dass uns da gerade etwas verletzt. Außerdem müssen wir uns selbst wieder als wichtig genug erachten, dass wir das, was wir da wahrnehmen, auch berücksichtigen und nicht einfach drüber hinweggehen. Sondern uns damit zeigen. Authentisch zeigen. Wir müssen erst mal selbst wissen, was in uns passiert, bevor wir uns mitteilen können. Welche Dynamik berührt wird und welcher Schmerzpunkt aktiviert ist. Aber schon auch, was wir konkret brauchen. Was wir uns wünschen. In allererster Instanz geht es also darum, uns selbst kennenzulernen. Mit uns selbst wieder in Beziehung zu treten.

Wenn wir darüber sprechen, was jeder von uns braucht, kommen wir auch direkt zu einem der häufigsten Missverständnisse zwischen den Geschlechtern: Frauen wünschen sich durch Gespräche in allererster Instanz emotionalen Austausch. Sie möchten über ihre Gefühle sprechen und wünschen sich die bedingungslose Aufmerksamkeit des Gegenübers, damit es für sie ein positives, konstruktives Gespräch ist.

Männer wünschen sich durch Gespräche, dass das Problem gelöst werden kann. Wenn sich jemand mit einem Gefühl an sie wendet, fühlen sie sich dafür verantwortlich. Sie beziehen die Information auf sich und fühlen sich für die Lösung verantwortlich. Und erst wenn das Problem gelöst oder aus der Welt geschafft wurde, ist das Gespräch für sie positiv und konstruktiv.

Du siehst schon: Das widerspricht sich und ist meistens der Nährboden für einen Konflikt. Umso wichtiger ist es, euch gegenseitig mitzuteilen, was ihr euch von dem Gespräch wünscht. Beispielsweise so: »Hey, ich fänd's schön, wenn du mir einfach kurz zuhören könntest.«

Kleiner Tipp am Rande, explizit für SIE

Die Gesprächseröffnung entscheidet. Ein Mann schätzt es normalerweise sehr, wenn du ihm das Gefühl von Autonomie zusprichst und einfach kurz fragst, ob er gerade einen Augenblick Zeit hat, dir zuzuhören. Nimm ihm dann zuallererst die Last von den Schultern, eine Lösung für dich finden zu müssen. Sag ihm, dass du dich einfach kurz mitteilen möchtest und dir wünschst, dass er dir zuhört. Viele Männer erleben das tatsächlich als erleichternd. Hinter dem Drang, eine Lösung finden zu wollen, steckt bei vielen Männern der Wunsch, sich im Kontakt zu dir wirksam zu fühlen. Du kannst ihm dabei helfen, das zu fühlen, ohne nach Lösungen suchen zu müssen, indem du ihm signalisierst, wie schön es für dich ist, wenn er »nur« zuhört. Zum Beispiel so: »Das tut mir richtig gut, dir davon erzählen zu können. Vielen Dank, dass du mir zuhörst.«

Wie nehme ich es auf?

Let's talk about Zuhören. Denn auch hier passieren viele Fehler, die wir uns unbedingt anschauen sollten.

Zuzuhören ist die wohl am häufigsten unterschätze Kernkompetenz für jede Beziehung. Die Wahrheit ist: Meistens hören wir gar nicht wirklich zu. In den allermeisten Fällen sind wir mit unseren Gedanken schon bei unserem Gegenargument, das wir diesem Hornochsen, dieser Pissnelke da gegenüber gleich mal vor den Latz knallen werden. Um unseren Punkt klarzumachen. Um unser Recht zu beweisen. Und um das Gegenüber mundtot zu machen. Gerne auch, um zu gewinnen.

Da beide eindeutig fühlen, dass ihnen nicht die ungeteilte Aufmerksamkeit entgegengebracht wird, entsteht bei vielen Paaren im Alltag ein Kampf um Aufmerksamkeit. Statt sich wirklich für den anderen zu interessieren. Dabei ist das eine so tiefe Sehnsucht, die eigentlich die allermeisten von uns in Beziehungen haben: wirklich gemeint zu sein. Das Gefühl zu bekommen, dass der andere mich sehen *will*, dass da aufrichtiges Interesse an mir, an meiner Person ist. Wirklich aufrichtig zuzuhören, ist daher wohl eines der größten Geschenke, die wir unserem Partner machen können. Es ist eine besondere Form der Wertschätzung, die uns immer gedankt werden wird.

Deswegen übe ich in meinen Paarberatungen wirklich explizit das Zuhören:

Es beginnt mit der Anerkennung der Tatsache, dass es wirklich wichtig ist, unser Gegenüber gut zu erfassen. Weil es nicht darum geht, wer recht hat oder wer gewinnt. Sondern darum, dass wir gemeinsam eine gute Lösung finden, die am Ende natürlich auch unserem gemeinsamen Glück dienen wird. Ich finde, die Frage der Dienlichkeit liefert hier eine sehr gute Orientierung: Ist es für den Gesprächsverlauf wirklich dienlich, dass ich dir jetzt Argumente aufzähle, warum du da eindeutig falschliegst? Trägt es dazu bei, dass wir eine gute Lösung finden, die mir, dir, uns und unseren Kindern dient?

Hierbei geht es viel darum, das eigene Ego erst mal zurückzustellen. Und sich zunächst und ausschließlich für den Kosmos unseres Gegenübers zu öffnen. Um diesen zu erfassen. Denn ganz häufig ist es das fehlende Verständnis für unser Gegenüber, das einen Konflikt entstehen lässt oder aufrechterhält. Es ist daher wirklich lohnend, unsere Aufgabe in der Rolle des Zuhörers, der Zuhörerin darin zu sehen, Fragen zu stellen, die uns dabei unterstützen, genau dieses Verständnis zu erlangen.

Hierfür hat es sich in der Paartherapie bewährt, die Zuhörer- und die Sprecherrolle zu trennen. Dadurch entsteht natürlich zunächst ein etwas künstliches Gesprächssetting, das aber beiden Sicherheit gibt. Eine etablierte Technik ist von der amerikanischen Paartherapeutin Dr. Ellyn Bader, die den »Initiator« bittet, ein Anliegen vorzutragen, und den »Inquirer« (zu deutsch: Erforscher:in) dazu einlädt, mit festen, vorgegebenen Fragen das Anliegen besser zu verstehen. Wichtige Fragen eines erforschenden Zuhörers sind offene Fragen wie:

- Möchtest du mir mehr davon erzählen?
- Warum ist das eine Herausforderung für dich?
- Wie groß ist diese Herausforderung gerade für dich?
- Was symbolisiert diese Herausforderung für dich?
- Wie ist es für dich, diese Herausforderung zu haben?[7]

Gar nicht so einfach. Denn sich selbst erst einmal komplett zurückzustellen, um dem anderen mit ganzer Aufmerksamkeit zu lauschen, ist häufig verbunden mit der Angst, dass *unser* Punkt dann nicht gehört wird. Deswegen ist in so einem Paargespräch vor allem zu Beginn eine gute Struktur wichtig: mit festen Rollen, die wechseln. Sodass jede:r zu Wort kommt und jede:r gehört wird (Näheres dazu findest du im Kapitel »Lösbare und dynamische Konflikte«, ab Seite 140). Das liefert uns die notwendige Sicherheit und den Halt, damit wir unsere Gedanken dazu zunächst noch mal für einen Moment zurückstellen und uns dem Lauschen wirklich hingeben können.

Die wenigstens haben jemals diese ungeteilte Aufmerksamkeit bekommen – genau deswegen fällt es uns auch so schwer. Ein Teil von uns befürchtet einfach immer, zu kurz zu kommen. Übergangen zu werden. Ein Teufelskreis, den wir nur durchbrechen können, wenn wir den Sprung wagen und uns für einen Augenblick zurückstellen. Um so im besten Fall gegenseitig eine korrigierende Beziehungserfahrung machen zu können.
Denn auch für dich als Zuhörer:in wartet ein magischer Moment, wenn du die Zartheit, die Verletztheit in den Worten deines Gegenübers erkennen kannst – ohne es auf dich beziehen zu müssen. Die Entdeckung einer neuen Welt, eines unbekannten Kosmos kann unfassbar spannend, inspirierend und energetisierend sein. Lass dir das nicht entgehen!

» Kleiner Tipp am Rande, explizit für IHN

Ich weiß, dass es für dich extrem wichtig ist, dass es fair zugeht und dass alle Fakten richtig dargestellt werden. Wenn ich mich bei Conrad über etwas beschwere, verspürt er sofort den Impuls, mit Gegenbeweisen und -argumenten rauszurücken, die aufzeigen, dass meine Wahrnehmung nicht so hundertprozentig korrekt ist. Das macht uns Frauen wahnsinnig!
Falls du dich also wunderst, warum deine Frau immer lauter und aggressiver wird … oder warum sie ständig vom Hundertsten ins Tausendste kommt: Sehr wahrscheinlich fühlt sie sich nicht gehört.
Uns Frauen geht es nicht um die korrekte Darstellung von Fakten. Wir wollen uns mitteilen. Wir wollen von dir erfasst werden. Das gibt uns das Gefühl, bedingungslos von dir geliebt zu sein. Du hast also eigentlich einen für dich wahrscheinlich fast schon zu leichten Job: Lausche! Leg alles zur Seite, beschreibe,

was du siehst, und stell eine interessierte Frage: »Ouh, das klingt, als hättest du einen toughen Tag gehabt – magst du mir davon erzählen?« Dann mach: »Hmh« und »Oh!« und noch mal »Hmmm … ach, wie doof«. Und vielleicht noch ein »Verstehe!« und noch mal ein »Ja, das klingt anstrengend«. Und dann wieder von vorne: »Noch gar keine Pause bisher? Mensch, dann bist du sicher müde jetzt, oder?« Halte Blickkontakt. Nicke. Und sie wird dich dafür lieben! I promise!

Für Conrad und für mich war es eine enorme Entlastung, uns zuzusprechen, dass wir dieses konstruktive Problemlösen nicht können. Und wir mussten der Tatsache ins Gesicht schauen:
Wir können nicht streiten.
Es fällt uns schwer, Nähe zuzulassen, und wir haben Angst davor, verletzbar zu sein. Es fällt uns schwer zu vertrauen. Und uns hinzugeben. Wir können es nicht, weil es uns niemand beigebracht oder vorgelebt hat. Wir haben Angst, weil wir schlechte Erfahrungen gemacht haben. Auch miteinander. Aber wir wollen es lernen. Und zwar miteinander.
Das hat uns geholfen, es sportlich zu betrachten. Denn konstruktive Konfliktklärung ist etwas, das jede:r von uns lernen kann. Und das ist tatsächlich ein bisschen so, wie eine neue Sportart zu lernen: am Anfang ziemlich wackelig und hauptsächlich mühselig … bis man irgendwann den Bogen raushat und es beginnt, Spaß zu machen. Leicht zu werden. Mit Training, Übung und Disziplin können wir gemeinsam etwas wirklich Wunderschönes und sehr, sehr Kostbares erschaffen. Daher: Nehmt's sportlich!
Eine richtig gute Übung, die sich sowohl für Anfänger:innen, Fortgeschrittene *und* Profis eignet, findest du dafür im nächsten Love-Hack to go.

LOVE-HACK TO GO N° 8: DER 2-MINUTEN-RAUM

Hand aufs Herz: Conrad und ich haben viel ausprobiert. Und das Allermeiste davon fand ich ätzend. Was hab ich über diese furchtbaren Zwiegespräche und Rollenwechsel und Sprecher- und Zuhörerregeln gestöhnt … Aber *diese* Variante finde ich immer noch richtig gut:

Person A: Erzähle maximal 2 Minuten.
Person B: Fasse in deinen Worten zusammen, was du verstanden hast.
Person A: *Variante 1:* Sage: »Ja, danke. Ich fühle mich verstanden.« – und dann wechselt die Rollen.
Variante 2: Sage: »Ich fühle mich *nicht* verstanden.« Und dann ergänze deine Ausführung.
Wichtig: Bring dabei *keine neuen Punkte* mit rein! Wenn du über die Situation heute Morgen gesprochen hast, machst du hier jetzt nicht mit der Erfahrung aus dem Urlaub weiter. Sprich wieder maximal 2 Minuten.
Person B: Fasse zusammen, was du verstanden hast.
Person A: *Variante 1:* Sage: »Ja, danke. Ich fühle mich verstanden.« Und dann wechselt die Rollen.
Variante 2: Sage: »Ich fühle mich nicht verstanden«, und dann ergänze deine Ausführung nach den oben beschriebenen Regeln.

Führt das so lange fort, bis sich Person A verstanden fühlt. Und wechselt dann die Rollen.
Nach dem Rollenwechsel kann Person B entweder in derselben Struktur Stellung zu dem von Person A Gesagten beziehen oder einen eigenen, neuen Punkt mit reinbringen.

Ich schätze an dieser Struktur, dass es sich nicht so gekünstelt wie ein klassisches Zwiegespräch anfühlt. Außerdem entsteht durch die kurzen Sprechzeiträume wirklich eine Form von organischem Gespräch, weil ihr so lange bei einem Punkt bleibt, bis sich der/die Sprecher:in verstanden fühlt.
Mit meinen Klienten übe ich diese Struktur erst mal an neutralen Themen. Um noch mal die Sport-Metapher aufzugreifen: Als Skianfänger solltet ihr nicht direkt auf die schwarze Piste. Sondern auf den Zauberteppich am Anfängerhügel. Das Anwenden dieser Struktur in einer akuten Konfliktsituation gleicht der Abfahrt einer schwarzen Piste. Definitiv möglich! Aber es braucht ein bisschen Übung.
Daher startet euer Training, indem ihr diese Struktur mit steigendem Schwierigkeitsgrad trainiert:

- Phase 1: ein imaginatives, positiv besetztes Thema (beispielsweise: Was würdest du mit zehn Millionen Euro machen?)
- Phase 2: ein reales, positiv besetztes Thema (beispielsweise: Wie erinnerst du euer erstes Date?)
- Phase 3: ein reales, neutrales Thema (beispielsweise: Wie möchtest du den nächsten Urlaub verbringen?)
- Phase 4: ein reales, angespanntes Thema im mittleren Spannungsfeld (beispielsweise: Wie wollen wir gegenüber der Lehrerin im Elterngespräch auftreten?)

Das ist ein vierwöchiger Trainingsplan: jede Woche eine Einheit. Wenn ihr euch daran haltet, werdet ihr diese Struktur sehr wahrscheinlich auch anwenden können, wenn ihr einen akuten Konflikt habt.
Klingt machbar, oder?! Eine Vorlage für euren individuellen Trainingsplan inklusive Themenvorschläge für jede Phase liegt zum Download in den Zusatzmaterialien für dich bereit. Den QR-Code dafür findest du auf der hinteren Buchklappe.

HÄUFIG DAZU GEFRAGT: ABER MANCHE DINGE MÜSSEN DOCH GELÖST WERDEN!?

»Ja, aber Nina … Manche Dinge müssen doch aber konkret gelöst werden. Nur durch Lauschen verschwinden die Probleme ja nicht, oder?«, bekomme ich an dieser Stelle häufig gesagt.

Absolut! Aber die konkrete Lösung auf der Verhaltensebene ist ein bisschen wie die Nachgeburt der Plazenta (wenn du dein Kind spontan auf die Welt gebracht hast oder damals dabei gewesen bist, dann kannst du nachfühlen, was ich meine): Medizinisch betrachtet ist die Nachgeburt der Plazenta eigentlich eine ziemlich krasse Angelegenheit. Aber als Frau bekommt man das nicht mal mit (sofern alles »normal« verläuft). Der eigentliche Kraftakt ist die Geburt.

Auf Paarebene ist die eigentliche Geburt, dass wir es schaffen, das eigentliche Thema auf den Tisch zu kriegen. Und uns mit dem zu zeigen, worum es wirklich geht. Und den anderen damit zu erfassen, worum es bei ihm geht. Es geht nicht um Socken. Es geht um Verlässlichkeit und Vertrauen. Von hier aus ist das Finden einer Lösung auf der Verhaltensebene wie die Nachgeburt der Plazenta: Das flutscht dann meistens einfach so nach, ohne dass es uns noch sonderlich viel Kraft kostet.

Wenn ihr wisst, worum es wirklich geht, habt ihr ja auch überhaupt erst wieder Ansatzpunkte, um nach konkreten Lösungen zu suchen. Und dafür gibt es ein ganz simples Problemlöseschema, das ihr in 15 Minuten miteinander besprochen und gelöst habt. Auch das liegt in den Zusatzmaterialien kostenlos zum Download bereit (QR-Code auf der hinteren Buchklappe).

FEHLER 9: NICHT STREITEN

Nina und Conrad – yes, again-again!

Die kürzeste Geschichte dieses Buches: Ich wache morgens auf und hab vergessen, warum ich sauer auf Conrad bin. Wo liegt der Fehler?

DER KNACKPUNKT: GESTAUTER FRUST

Das Ganze ist mehr als die Summe seiner Teile. Meistens ist es doch so, dass wir uns über eine Sache ärgern, die an und für sich gar nicht so dramatisch ist. Dass er schon wieder die Zahnpastatube offen gelassen hat. Oder sie ihn wieder unterbrochen hat. Das *eigentliche* Problem entsteht dann im Nachgang. Durch sein »Was ist eigentlich schon wieder dein Problem?« oder ihr »Ich find es wirklich daneben, wie du mit Kind Z umgehst! Du musst dringend an deiner Impulskontrolle arbeiten«.

So ergeben sich viele kleine Frustrationen im Alltag, die für sich genommen eigentlich keine Dramaturgie haben. Aber in der Summe entstehen. Und dann reicht irgendwann der legendäre letzte Tropfen und eine angestaute Frustration entlädt sich an der vergessenen Milch oder einem eigentlich gut gemeinten, aber schlecht platzierten Kommentar.

Und dann kommen die Kinder dazwischen und dann die Müdigkeit und dann die Einladung bei Tante Erna und der Auswärtstermin und die Abgabe hier und der Kindergeburtstag dort – sodass auch die Klärung der letzten Eskalation im Tabula rasa verschwindet. Und spätestens dann beginnt sich Eiter zu bilden. Eine spezielle Form von Elternpaar-Beziehungs-Eiter, der wuchert wie ein Pilz und sich in Form von Ablehnung immer weiter ausbreitet. Die klassischen Symptome: stockende Konversationen, bevorzugt nur noch über Organisatorisches, im fortgeschrittenen Stadium geprägt von Gehässigkeit, Herabsetzung, Kälte und Distanz. In seltenen Fällen kann spontanes Augenzucken auftreten, sobald der Partner oder die Partnerin den Raum betritt.

Wenn der Beziehungspilz einmal wuchert, können wir kein gutes Haar mehr an ihm/ihr finden und fragen uns allen Ernstes, warum zur Hölle wir nicht einfach unsere Siebensachen packen und das Weite suchen. Gefühlt trennen uns Welten und wir haben keine f*cking Energie mehr, auf die Suche nach einem Raumschiff zu gehen, das es definitiv bräuchte, um die entstandene Distanz zu überwinden. Und ehrlich gesagt sehen wir dafür auch keinen Anlass mehr. Been there!

Paare, deren Krise sich in diesem Ausmaß zugespitzt hat, können meistens nicht mal mehr so genau sagen, warum sie eigentlich gerade sauer aufeinander sind. Die Kleinigkeiten, die sie dann doch noch versuchen, als Erklärung für ihren Groll heranzuziehen, sind an und für sich fast schon lächerlich. Es ist vielmehr die Summe an gestautem Frust. Und das Ausbleiben einer befriedigenden Aussprache und Klärung des Konflikts.

Die Krise entsteht mit dem Abgang.

Der Fehler, den auch Conrad und ich gemacht haben, ist, dass wir kein Alltagshygienekonzept hatten, um mit dem ganzen größeren und kleineren Kleinkrammüll umzugehen, der sich im Familienalltag ansammelt und der wegen des ganzen Trubels häufig schlichtweg stehen bleibt. Und dann anfängt zu modern. Und zu stinken. Bis es wirklich nicht mehr auszuhalten ist.

Wichtig ist, zu wissen, dass der Müll *immer* entsteht, bei wirklich jedem Paar. Der Müll allein sagt aber noch nichts über die Qualität einer Beziehung aus. Der entscheidende Unterschied ergibt sich in der Art, wie wir mit dem ganzen Dreck umgehen. Hierbei machen viele Paare den Fehler, dass sie nicht zu viel, sondern tatsächlich zu wenig streiten.

Anpiksen statt aussprechen

Häufig zeigt sich in Elternpaarbeziehungen die Tendenz, zwar einerseits immer wieder verschiedene Themen anzupiksen, diese dann aber nur anzureißen, nie wirklich auszusprechen und folglich auch niemals wirklich zu klären. Das führt dazu, dass man Dinge immer wieder runterschluckt. Durch das gegenseitige Anpiksen werden sie jedoch immer wieder hochgewürgt, um dann doch unverdaut wieder runtergeschluckt zu werden. Jup – da entsteht Ekel, und genau das passiert dann auch im alltäglichen Miteinander. Man kann sich nicht mehr ertragen. Der angestaute Frust entlädt sich dann häufig an Kleinigkeiten, was die Feindseligkeit in der Beziehung immer weiterwachsen lässt. Es wird aber trotzdem versucht, so zu tun, als wäre alles schon noch irgendwie im grünen Bereich. Man macht gute Miene zum bösen Spiel.

Für all diejenigen, die es gerne noch ein bisschen pikanter mögen, empfiehlt es sich, zusätzlich ein bisschen Schmollen obendrauf zu packen. Zwischen dem Konflikt und dessen Klärung zu viel Zeit verstreichen zu lassen, dem anderen aber konstant zu verstehen zu geben, dass man ihn definitiv weiterhin richtig beschissen findet, verleiht dem Ganzen die besondere Note.

Ich finde es extrem wichtig, dass wir uns vor Augen führen, dass wir uns damit hauptsächlich selbst bestrafen. Wir halten uns im Gefängnis der Vergangenheit fest, ohne Aussicht auf Freiheit von dem ganzen alten Schnodder. Und damit schaden wir uns vor allem selbst.

Egal, welcher Variante ihr unterliegt, ob ihr zu wenig oder zu viel streitet: Der Schnodder *muss* entsorgt werden! Ich verwende dieses Wort selten, aber an dieser Stelle sehr bewusst: Wenn ihr an diesem Punkt steht und euch nicht trennen möchtet, *müsst* ihr den Müll beseitigen! Er lässt sich nicht ignorieren. Selbst wenn ihr eine hübsche Tischdecke obendrüber legt, wird er früher oder später beginnen zu stinken.
Wie Conrad und mir das gelungen ist, erzähle ich dir im folgenden Love-Hack to go.

LOVE-HACK TO GO N° 9: KOMPOSTHAUFEN

Wenn ihr vor einem großen Misthaufen steht, habt ihr zwei Möglichkeiten: Entweder ihr bleibt davor stehen und verflucht das Leben dafür, dass dieser stinkige Haufen da ist. Oder ihr packt es an und macht Kompost daraus! Wenn ihr Lust habt auf Letzteres, empfehle ich euch folgendes Vorgehen. Zugegeben, es bedarf etwas Vorarbeit, aber die schenkt euch die Grundlage für ein wirklich wertvolles Alltagstool. Also, ab an die Vorarbeit:

- **Schritt 1:** Kritikfasten (siehe Love-Hack to go N° 2, Seite 35): Vereinbart einen Zeitraum, in dem ihr gemeinsam Kritikfasten vereinbart, und schreibt in dieser Zeit alle Punkte auf, die euch stinken. Alle! Führt Tagebuch, schaut, dass ihr wirklich alles aufs Papier bringt, was euch nervt.
- **Schritt 2:** Kritikpunkte clustern: Nach dem Kritikfasten schaut ihr dann jede:r für sich eure Notizen an und bereitet euch auf euer Gespräch vor:
  - Checkt jeweils für euch, ob sich Themen wiederholen.
  - Markiert Themen, bei denen es eigentlich um dasselbe oder um etwas sehr Ähnliches geht, in einer Farbe. Bildet aus den

sich wiederholenden Themen Cluster, also Themengruppen! Wahrscheinlich hat jede:r davon zwei bis fünf – aber fünf Themen sind auch schon weniger bedrohlich als 100. Daher: Bildet Cluster!

- Geht dann jeweils einen Schritt tiefer und fragt euch: Worum geht es bei diesem Cluster wirklich, wirklich? Beispiel: Du ärgerst dich über Unpünktlichkeit und mangelnde Beteiligung am Haushalt? Dahinter könnte das Thema stecken, dass du dich nicht wertgeschätzt fühlst.
- Findet jeweils Überschriften für eure Cluster

Eine Vorlage für diesen Prozess inklusive konkreter Beispiele könnt ihr euch mit dem QR-Code auf der hinteren Buchklappe runterladen.

- **Schritt 3:** Kommt ins Gespräch

Geht so vorbereitet miteinander ins Gespräch, worüber ihr euch im Alltag am häufigsten übereinander ärgert und was das jeweils mit euch zu tun hat. Nutzt dafür am besten die Gesprächsstruktur aus dem Love-Hack to go N° 8 (siehe Seite 96 f.).

Im besten Fall habt ihr danach das Gefühl, dass ihr euch wirklich begegnet seid. Dass ihr euch wirklich zugehört und verstanden habt. Dass ihr mehr über euch selbst und über den anderen erfahren habt. Und damit habt ihr aus einer Ration Müll besten Kompost gemacht, auf dem eure Beziehung wieder wachsen kann.

Puh – zugegeben: Das ist Arbeit! Aber wenn ihr das einmal habt, könnt ihr mit dem alltäglichen Müll viel leichter umgehen:

- weil ihr um die heißen Eisen des anderen wisst,
- weil ihr direkt darauf zu sprechen kommen könnt, worum es wirklich geht,
- weil aus vielen Tausend Reibungspunkten am Ende zwei, drei Themen geworden sind, denen ihr euch widmen dürft.

Wenn wir dem Schnodder nicht die Macht geben, uns zu trennen, kann er uns in der Tiefe auf eine ganz frische Art wieder miteinander verbinden.

HÄUFIG DAZU GEFRAGT: DAS MACHT MICH ALLES SO UNFASSBAR TRAURIG

»Nina, ich bin total ambivalent. Auf der einen Seite weiß ich, dass es wichtig ist, dass wir endlich anfangen, über all die Dinge zu sprechen. Aber ich merke, dass es mich unfassbar traurig macht. Und dass mich das wiederum auch im Alltag beeinträchtigt, auch mit den Kindern. Und das wollte ich ja gerade verbessern«, bekomme ich an dieser Stelle häufig gesagt.

Solange der Eiter unter einer Kruste verborgen liegt, fühlen wir uns meistens sicher. Wenn wir dann beginnen, in die Kruste hineinzupiksen, und der Eiter zu fließen beginnt, tut das erst mal weh. Das ist das, was wir in der Psychotherapie als Erstverschlechterung bezeichnen – und tatsächlich ist das etwas sehr Gängiges. Wenn wir uns dem Schnodder widmen, *ist* das anstrengend. Es legt alte Wunden erst mal offen, was uns anfälliger und dünnhäutiger macht. Deswegen achte ich auch darauf, dass meine Klienten in dieser Phase besonders behutsam mit sich selbst umgehen, und lasse sie nicht unvorbereitet in diesen Prozess starten. Mir ist es beispielsweise wichtig, dass wir zuerst gemeinsam Strategien erarbeiten, wie sie sich selbst und gegenseitig auffangen können, wenn es ihnen nicht gut geht (siehe beispielsweise Love-Hack to go N° 7, Seite 80 f.). Aber wenn diese Wunde wirklich heilen soll, *muss* der Eiter abfließen.

Mir persönlich ging es so, dass ich all die Wut, den Frust und den Groll, der davor da war, unfassbar anstrengend fand. Und es sich eigentlich auch nicht wirklich nach Nina angefühlt hat, so zu sein. Sodass ich der Zartheit und der Verletzlichkeit aus dieser Phase tatsächlich auch etwas Schönes abgewinnen konnte. Es fühlte sich an wie eine neue Ära, die mich mir selbst und damit der Beziehung, die ich mir von Herzen wünschte, ein Stückchen nähergebracht hat. Vielleicht hilft dir diese Perspektive ja auch, um sanftmütig durch die Phase des fließenden Eiters zu gehen.

FEHLER 10: ZU WENIG SEX

Eva und Oscar

Eva (28, Innenarchitektin) und Oscar (34, Bauingenieur) sind seit fünf Jahren ein Paar und haben zwei Kinder (3 Jahre und 10 Monate). Die beiden kommen mit ziemlich wuchtigen Konflikten in die Beratung. Eva beklagt, dass sie von Oscar ständig das Gefühl bekommt, »zu viel« zu sein. Dabei würde sie in ihren Augen wirklich keine hohen Forderungen stellen. Sie hat die Sehnsucht nach einem Mann auf Augenhöhe in ihrem Leben. Beide haben den Wunsch, die Beziehung wiederzubeleben. Sie hätten sich in den letzten beiden Jahren komplett aus den Augen verloren. Als ich in der Anamnese nach ihrem Sexualleben frage, schnauft Eva verächtlich auf und blickt mit hochgezogenen Augenbrauen zur Seite. Oscar blickt auf den Boden. Ein Moment des Schweigens entsteht. Mit verschränkten Armen schaut sie wieder rüber zu ihm und raunt: »Ich oder du?!«, worauf er in seinen Dreitagebart nuschelt: »Unser Sexualleben ist gerade … eher eingeschlafen.« – »Tot trifft es eher«, entgegnet sie. Eva beginnt zu erzählen: »Ich war von uns beiden schon immer die mit der stärkeren Libido. Wenn wir Sex hatten, ging das meistes von mir aus. Ich hab mir ja schon immer gewünscht, dass er mehr Führung übernimmt in der Beziehung. Nach Nalas

Geburt war mir klar, dass Sex sehr wahrscheinlich für ihn erst mal wichtiger sein wird als für mich. Deswegen meinte ich zu ihm, dass ich ihm die Verantwortung für die Wiederbelebung unseres Sexlebens gerne übertragen würde. Und ich hab ihm gesagt, dass ich mir wünsche, dass wir vor unserem ersten Sex darüber sprechen, inwiefern die Geburt meine Sexualität beeinflusst. Und ja, was soll ich sagen? Dieses Gespräch haben wir bis heute nicht geführt.« Hieß also: Das junge Paar hatte über ein Jahr keinen Sex mehr.
Eva war darüber extrem frustriert, weil es zeigte, dass nichts geht, wenn sie nicht die Zügel in die Hand nimmt. Oscar war darüber auch unglücklich, fühlte sich aber auch extrem unter Druck.

DER KNACKPUNKT: DIE ANGST, PERFORMEN ZU MÜSSEN

Die Wahrheit ist: Das Sexualverhalten von Paaren nach der Geburt ist bisher kaum erforscht. Es gibt lediglich ein paar Studien, die aufzeigen, dass vor allem die erste Geburt und das Verhalten des Partners einen erheblichen Einfluss auf die Sexualität der jungen Eltern hat. So weiß man mittlerweile, dass Frauen, die bei der Geburt die Erfahrung eines Kontrollverlustes bis hin zu traumatischen Erfahrungen machen mussten, nach der Geburt signifikant weniger Sex hatten – und wenn doch, waren sie damit weniger zufrieden als Frauen, die eine positive Geburtserfahrung angaben.[8] Zudem ist bekannt, dass sich bei Frauen, die sich von ihrem Partner positiv begehrt fühlten, die sexuelle Aktivität nach der Geburt signifikant steigert. Außerdem waren Paare sexuell umso aktiver, je mehr sich die Mutter von ihrem Partner unterstützt fühlte.[9] Beispielsweise korrelierte die Beteiligung des Mannes am Haushalt mit der Häufigkeit der sexuellen Begegnungen.

Ergebnisse verschiedener Studien legen nahe, dass etwa 85 bis 89 Prozent der Eltern sechs Monate nach der Entbindung wieder Sex hatten.[10]

Weil ich diese Zahl aus meinem beruflichen Referenzrahmen gefühlt definitiv *nicht* bestätigen konnte, habe ich die Fragestellung in meiner Studie mit aufgenommen – und wurde bestätigt: 18 Prozent der befragten Eltern gaben an, dass sie ein Jahr oder länger nach der Geburt keine Sexualität mehr gelebt haben (8,9 Prozent gaben an: 12 Monate, 9 Prozent: 12 Monate oder länger, 24,7 Prozent gaben an: 6 Monate, 39,4 Prozent: 3 Monate).

Dass wir weniger Sex haben, nachdem wir Kinder bekommen haben, wundert aber ja auch niemanden so wirklich. Allein die hormonellen Veränderungen der Frau durch die Geburt und die Stillzeit erklären superviel: Durch das Stillen steigt das Hormon Prolaktin, was den Orgasmus erschwert. Auch das Hormon Oxytocin, das Kuschelhormon, ist erhöht, weshalb viele Frauen tatsächlich schlicht und ergreifend schon »satt« sind, was das körperliche Nähebedürfnis anbelangt. Außerdem sinkt die Konzentration des Hormons Östrogen, was zu körperlichen Veränderungen wie vaginaler Trockenheit führt, was sich schlichtweg negativ auf das Lustempfinden beim Sex auswirkt. Häufig spielt körperliches Unwohlbefinden mit rein und auch die Angst vor Schmerzen hemmt viele Frauen, sich sexuell wieder zu öffnen. Dazu kommt häufig die Unlust, *noch mal* für irgendjemand auf irgendeine Art und Weise da sein zu müssen, sodass sich viele junge Mütter am Ende des Tages lieber zurückziehen. Viele berichten von dem starken Bedürfnis, ihren Körper einfach wieder für sich haben zu wollen. Und finden die Glückseligkeit eher unter der warmen Dusche als in den Armen des Partners.

Auch bei den Vätern tut sich was. Bei den Papas steigt nämlich in der Schwangerschaft und im ersten Babyjahr ebenfalls das Hormon Oxytocin. Gleichzeitig nimmt das Hormon Testosteron deutlich ab, was sich negativ auf das männliche Lustempfinden und auch auf den »Jagdtrieb« auswirkt. Heißt auf gut deutsch: Männer haben weniger Lust, ihre Frau zu erobern.
Und: Durch den Schlafmangel fühlen sich beide ohnehin wie Zombies, der Stress des Tages führt zur Zunahme von Noradrenalin und Adrenalin, was die Lust noch mal zusätzlich senkt – führt summa summarum also vollkommen logischerweise zu weniger Sex.
Aber ab wann ist Unlust denn nicht mehr »normal«? Und ist über ein Jahr kein Sex wie bei Eva und Oscar nun viel zu lang?

Emotional gebunden durch Sex

Laut der International Statistical Classification of Deseases and Related Health Problems, das wichtigste, weltweit anerkannte Klassifikationssystem für medizinische Diagnosen (ICD-10) liegt das Zeitkriterium für eine sexuelle Funktionsstörung bei sechs Monaten. Sprich: Alles, was über ein halbes Jahr hinausgeht, ist aus psychologischer Sicht bedenklich.
Bei der Entstehung einer sexuellen Funktionsstörung spielen sowohl körperliche (etwa hormonelle Veränderungen oder Geburtsverletzungen) als auch psychosomatische (anhaltende Erschöpfung, Spannungskopfschmerzen, Errektionsprobleme) und psychische Faktoren (wie ein erhöhtes Stresserleben oder eine traumatische Geburt) eine Rolle. Frischgebackene Eltern bringen also durchaus eine Menge an Risikofaktoren mit, um eine sexuelle Funktionsstörung zu entwickeln.
Paare, die über einen längeren Zeitraum (sechs Monate plus) keine Lust mehr füreinander empfinden, unterliegen häufig dem Denkfehler, dass zuerst *alle* Probleme aus dem Weg geräumt werden müssten, damit sie sich wieder körperlich begegnen können.

Ich möchte das – auch aus meiner ganz persönlichen Erfahrung heraus – mit einem Fragezeichen versehen. Natürlich ist es wichtig, dass ein Grundstock an Respekt und Vertrauen füreinander da ist. Ich muss mich natürlich darauf verlassen können, dass er mich nicht gleich komplett benutzen und übergehen wird. Wenn das gegeben ist, funktioniert es aber tatsächlich megagut genau andersrum: Wenn wir uns einen Ruck geben und uns sexuell wieder nähern, schafft das auch auf der emotionalen Ebene wieder Verbindung.

Denn Sex hat so viele positive Effekte: Unser Körper schüttet Oxytocin aus, wodurch wir uns automatisch wieder mehr miteinander verbunden fühlen und dadurch auch in Stressmomenten weniger empfindlich reagieren. Paare, die sich zweimal in der Woche lieben, schütten in Stresssituationen weniger Stresshormon Cortisol aus. Das zeigt: Sex macht uns entspannter! Außerdem fördert Sex guten Schlaf. Er lindert Migräne. Stärkt das Immunsystem. Hat einen ähnlichen Effekt wie 25 Minuten Cardiotraining … Die Liste der positiven Effekte ist lang![11]

Es muss ja noch nicht mal gleich Sex im Sinne von Sexsex sein. Also so mit Blow- und Handjob und Penetration und Ejakulation und so weiter. Es hat tatsächlich schon einen positiven Effekt, wenn wir uns »nur« berühren. Händchen halten. Uns sanft über den Rücken streicheln. Wenn wir uns 20 Sekunden umarmen, wird bereits Oxytocin – das Bindungshormon – ausgeschüttet. Aber im Strudel des Familienalltags kommt es erschreckend häufig vor, dass man sich am Ende des Tages noch nicht mal in die Augen geschaut hat.

Und hier sind wir an einem extrem wichtigen Punkt: Ab wann ist Sexualität eigentlich sexuell? Ich finde, die Geburt eines Kindes gibt uns einen genialen Anlass, als Paar noch mal darauf zu schauen, wie wir Sexualität für uns definieren möchten. Eben weil sich dadurch so viel verändert.

Und wenn wir mal darauf schauen, was die meisten von uns mit Sex verbinden, ist es auch wirklich verständlich, dass man nach dem

durchschnittlichen Familienalltagswahnsinn *darauf keinen* Bock mehr hat: nämlich zu performen!
Die allermeisten Frauen und Männer verbinden mit Sex eine Form von Performance. Etwas, wo sie entweder ihren Mann stehen oder die sexy-horny Bitch sein müssen. Genau darauf hatte ich lange keinen Bock (und Conrad auch nicht). Unser Durchbruch kam tatsächlich mit der grandiosen Diana Richardson, der amerikanischen Paar- und Sexualtherapeutin, mit ihrem Ansatz des »Slow Sex«.[12]

Slow Sex

Beim Slow Sex geht es *nicht* darum, langsam zu vögeln. Es ist so viel mehr als das. Im Grunde genommen ist es eine komplett neue Sichtweise auf Sexualität. Ein zentraler Bestandteil von Slow Sex ist, den Leistungsdruck aus der Sexualität rauszunehmen und sich als Paar fernab davon, sich auf irgendetwas hinbewegen zu müssen (etwa den Orgasmus), wieder spielerisch körperlich zu begegnen. Stattdessen geht es in erster Linie darum, sich in der körperlichen Begegnung miteinander zu entspannen.
Sexuell zu sein, bedeutet hier also beispielsweise schon, sich einfach nur oben ohne gegenseitig in den Armen zu liegen. Sich zu riechen. Zu fühlen. Bewusst ganz ohne den Druck, dass es danach irgendwie weitergehen muss.
Ich denke, wenn wir es uns erlauben würden, Sexualität wieder mehr in diese Richtung zu definieren, hätten Paare sehr wahrscheinlich auch weniger sexuelle Funktionsstörungen, nachdem sie Kinder bekommen haben.
Hey, und ich weiß es aus eigener Erfahrung: Kinder und Beruf und Haushalt und dann lass noch Winter sein und eine fette Krankheitswelle dazwischenkommen (oder zwei oder drei) und noch eine Deadline obendrauf …, irgendetwas Abturnendes ist immer. Und Zeit haben wir nie. Es sei denn, wir nehmen sie uns. Aber wenn wir mal ganz ehrlich sind, sind es nicht die Kinder und der

Alltag, die uns daran hindern, uns als Paar sexuell zu begegnen. Es sind wir Eltern, die es nicht schaffen, den Funken aufrechtzuerhalten. Wir sagen, wir sind zu beschäftigt und zu gestresst. Aber wenn wir mal ehrlich sind, sind wir häufig auch ganz einfach nur zu bequem.

Und in den allermeisten Fällen lohnt es sich, sich den f*cking Ruck zu geben. Die Sexualtherapeutin Rosemary Basson[13] legt dar, dass Frauen sich zu Beginn der sexuellen Begegnung häufig »neutral« fühlen, dann aber erregt werden, wenn sie mal losgelegt haben. Appetit kommt beim Essen.

Eine lebendige, nährende und verbindende Sexualität wirkt sich positiv auf eure Beziehungsqualität aus. Und natürlich ist es auch andersrum: Wenn ihr eine gute Beziehung habt, habt ihr auch guten Sex. Aber was ist Henne und was ist Ei? Es lohnt sich, an dieser Stelle wirklich zweigleisig zu fahren. Und euch wieder darum zu bemühen, auf eine schöne Art und Weise, die für euch stimmig ist, eure Sexualität wiederzubeleben. Es tut gut. Es ist schön. Es ist ein Grundbedürfnis. Es wird wieder mehr Nähe und Verbindung in euren Alltag bringen. Ich weiß es, weil ich es selbst genau so erfahren habe. Daher sag ich im letzten Love-Hack to go mal salopp: Just do it! Do it slow. But just do it. You horny bitches!

LOVE-HACK TO GO N° 10: SEXPERIMENT

Ich halte mich kurz: ein Wochenende, jeden Tag Sex. Freitag, Samstag, Sonntag. An diesem Wochenende ist es erlaubt, die Kinder morgens mit einer Riesentüte Chips vor den Fernseher zu setzen und die Küche abends im Chaos zu lassen. Damit ihr Sex haben könnt!

Just do it! Auch wenn ihr erst mal keine Lust habt, denkt dran: Appetit kommt beim Essen. Wenn ihr lange keinen Sex mehr hattet,

rechnet damit, dass der erste Kontakt etwas holprig wird. Aber beim zweiten Mal wird's besser. Und spätestens am dritten Tag werdet ihr einen positiven Effekt merken.
Hierfür ein kleiner Originalauszug aus meinem Sexperiment-Tagebuch im Zuge der Recherche für dieses Buch:
Tag 1: Angetrunken und entsprechend dirty, kurz, aber okay …
Tag 2: Es wirkt schon. Wir begegnen uns freundlicher. Sind uns auch untertags näher. Halten Händchen, umarmen und küssen uns.
Also: Es wirkt! Glaubt mir, es wirkt!
Herzenstipp: Zieht euch davor die Reportage »Slow Sex« rein und macht alles genau so, wie Diana Richardson es euch zeigt. Unsere Sexualität hat das auf ein komplett anderes Level gehoben.

HÄUFIG DAZU GEFRAGT: WIR KOMMEN EINFACH NICHT IN TUNE

»Nina, wir sind am Tag zwei mit dem Sexperiment gescheitert. Wir kommen einfach nicht in Fahrt!«, bekomme ich an dieser Stelle häufig gesagt.
Natürlich kann man Verlangen nicht erzwingen. Und es ist sicherlich lohnend, noch mal auf die Erwartungen zu schauen, die ihr an diese Begegnungen stellt. Ich weiß aus eigener Erfahrung, wie zugemüllt *ich* war mit diesem skurrilen Hollywood-Youporn-Mash-up im Kopf, wenn ich daran gedacht habe, wie Sex aussehen sollte. Die Realität sieht anders aus, und das ist auch okay. Es darf pragmatisch sein.
Dazu noch ein Auszug aus meinem Sexperiment-Tagebuch:
Tag 3: Bevor wir den Film starten, frage ich ihn, ob wir davor oder danach Sex haben. Fühlt sich alles ziemlich pragmatisch an. Definitiv nicht nach spontaner Geilheit. »Vor dem Film«, sagt er. Wir schauen an diesem Abend keinen Film mehr und haben eine intensive, schöne Zeit miteinander.

Als Eltern dürfen wir Sex planen. Tragt es in eure Terminkalender ein! Organisiert euch einen Babysitter nur für diese zwei Stunden, in denen ihr euch liebt.
Und ja, ihr könnt Verlangen nicht erzwingen. Aber ihr könnt definitiv eine Umgebung erschaffen, in der es leichter wird, dass sich Verlangen entwickelt.
Und dazu gehört eure Bewertung des geplanten Pragmatismus. Das kannst du als absolut unromantisch bewerten. Oder als extrem heiß. Du weißt: Es wird passieren. Du bereitest dich darauf vor, indem du dich frisch rasierst, fühlst vielleicht schon am Morgen die Lust, die als angenehme Spannung den ganzen Tag in der Luft liegt… – zack, boom! –, ist es irgendwie heiß!
Und dann sprecht natürlich auch unbedingt darüber, was ihr vom anderen braucht, um in Tune zu kommen! Für mich macht es natürlich einen Unterschied, ob Conrad im Jogger nasepopelnd auf der Couch sitzt oder ob er, frisch geduscht, in einem weißen Hemd im Kerzenlicht auf mich wartet. Sprecht darüber! Sagt euch gegenseitig, was euch gefällt und was nicht!
Bei vielen Frauen spielt auch die Zyklusphase eine wichtige Rolle für das Lustempfinden. Berücksichtigt das. Als Frauen sind wir zyklische Wesen und je nachdem, wo wir uns gerade im Zyklus befinden, ist da mal eher mind-blowing Sex, mal aber auch eher die sanfte Schmuseeinheit interessant. Das darf und sollte berücksichtigt werden. Und wenn eine Begegnung geplant wurde und keine Lust entsteht, dann begegnet euch trotzdem. Muss ja kein Hollywood-Youporn-Mashup werden. Eine Slow-Sex-Streicheleinheit ist mehr als ausreichend.

Psycho-logisch
erklärt

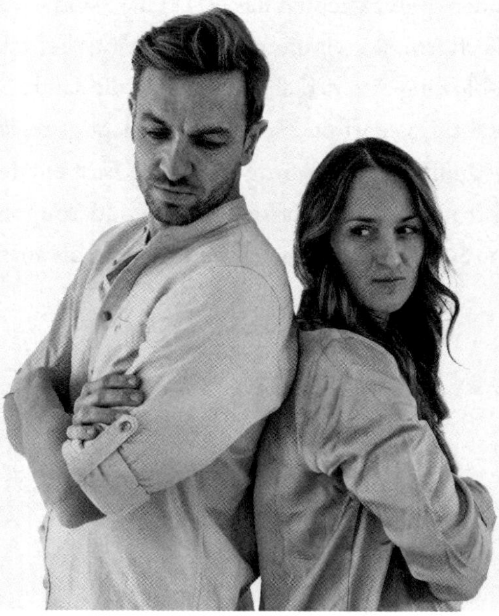

VIER SÄULEN EINER GLÜCKLICHEN BEZIEHUNG

Als ich das erste Mal Mutter wurde, hatte ich schon allein durch meine Ausbildung zur staatlich anerkannten Psychotherapeutin extrem viel Wissen angesammelt – um feststellen zu müssen, dass mir das alles am Ende im Familienalltag herzlich wenig brachte. Ich wusste ganz genau, wie wichtig es ist, dass wir unsere Beziehung im Blick behalten. Und wie uncool es ist, sich vor den Kindern zu streiten. Ich wusste, dass man nicht zetern, mauern und rechtfertigen sollte – und trotzdem ist genau das *alles* passiert. Trotzdem haben wir den Karren voll gegen die Wand gefahren. Entgegen bestem Wissen.

Und das hat mich extrem gewurmt. Weil ich wirklich die Absicht hatte, mit meiner Familie neue Wege zu gehen. Ich wollte die Fehler meiner Eltern nicht wiederholen. Ich wollte eine lebendige, erfüllende, tiefe und aufrichtige Beziehung zu Conrad führen. Und deswegen hat es mich fast schon ein Stück weit schockiert, dass der Sog alter Muster so viel stärker war als meine ganze Theorie.

Wie konnte das sein? Wie konnte es sein, dass das ganze Wissen, vor allem in den Stressmomenten des Familienalltags, innerhalb von Millisekunden wie weggeblasen war? Ausgerechnet in den Momenten, in denen ich es doch am dringendsten gebraucht hätte.

Auf diese Frage habe ich eine ganze Weile nach einer Antwort gesucht … und nichts gefunden. Also habe ich gedacht: »Dann machste es eben selbst, Nina!«

So entstand die 3-S-Methode für den Umgang mit unseren Kindern und die 4-S-Methode für unsere Partnerschaft, mit deren Hilfe wir es als Paar schaffen, endlich zu leben, was uns eigentlich längst klar ist. Sie unterstützt uns dabei, den Dramafaktor aus unseren Konflikten zu nehmen, sodass wir mit Leichtigkeit gerade wegen der Reibungspunkte in Verbindung miteinander sein können.

Die 4-S-Methode setzt sich aus vier Säulen zusammen:

- **S**tarke Beziehung
- **S**elbstbeziehung
- **S**elbstverantwortung
- **S**elbstkundgabe

Lass uns gemeinsam einen Blick auf diese vier Säulen meiner Methode werfen.

SÄULE 1: STARKE BEZIEHUNG

Wenn ein Paar in einen Veränderungsprozess gehen möchte, muss zuerst einmal ein stabiles Fundament geschaffen werden, von dem aus sie sicheren Trittes in Richtung Veränderung losgehen können. Mit folgenden Schritten unterstütze ich Paare dabei, dieses stabile Fundament zu errichten.

Klares Ziel

Ich bin ehrlich: Veränderungen sind anstrengend. Aus der Krise rauszukommen, um wieder glücklich zu sein, ist Arbeit. Und: Kein Mensch geht freiwillig durch Tränen und Frustrationen und kein Mensch stellt sich gerne den unangenehmen Themen. Kein Mensch bringt gerne Energie auf, es sei denn, er hat für all das einen richtig guten Grund. Häufig dürfen wir uns als Paar erst mal wieder über diesen guten Grund bewusst werden. Ihn definieren und ihn festhalten. Was wir brauchen, ist also ein klares Ziel: Wo wollen wir denn eigentlich hin? Und ist das etwas, wofür es sich lohnt zu kämpfen? Wenn wir hier mit »Ja!« antworten, haben wir die intrinsische Motivation, die es braucht, um einen Veränderungsprozess erfolgreich zu durchlaufen. Ein gemeinsames Ziel ist wie das starke Rückgrat für den bevorstehenden Weg.

Daher bitte ich meine Paare immer zuallererst darum, ihr Ziel zu definieren. Und dabei darf es ruhig leidenschaftlich zugehen: Von was für einer Beziehung hast du damals geträumt? Wie hast du dir das alles vorgestellt? Was, wenn alles möglich wäre? An der Stelle ist es wirklich erlaubt, euch Händchen haltend über Blumenwiesen hüpfen zu lassen – MIT Sonnenuntergang und Regenbogen gleichzeitig. Wichtig ist, dass du an der Stelle noch nicht wissen musst, WIE ihr das erreichen könnt. Erlaub es dir, den Zweifel einfach für einen Moment zur Seite zu stellen, um miteinander wieder ins Träumen zu finden.

Denn tatsächlich werden allein durch die Vorstellung dieser Träume biochemische Glücks- und Bindungshormone ausgeschüttet, was dazu führen kann, dass ihr euch einander wieder näher fühlt.

Viele berichten mir an der Stelle, dass es sie eher traurig macht, zu erkennen, wie weit sie von diesem Wunsch entfernt sind. Sofern das auch auf dich zutrifft, möchte ich dir gerne folgende Frage stellen: Wie wäre es, wenn du es dir erlaubst, die Traurigkeit darüber zu fühlen? Um sie dann als Motor zu verwenden, um in Richtung Veränderung zu gehen?

Als Nächstes geht es dann darum, den Traum wieder irdisch zu machen und konkret runterzubrechen, woran ihr als Paar merken würdet, dass ihr das Ziel erreicht habt, und woran zu erkennen ist, dass ihr ihm näher gekommen seid.

Neben dem Ziel braucht es bei jedem Navigationssystem noch eine weitere Koordinate: den Ausgangspunkt. Daher sei in diesem Abschnitt auch erwähnt, dass neben der klaren Zielformulierung die Konkretisierung eurer Ausgangsituation von absoluter Relevanz ist, damit ihr sicheren Schritts Richtung Veränderung losgehen könnt. Daher halte ich vor dem Beginn der »eigentlichen« Arbeit mit meinen Paaren immer fest, welche Probleme gelöst werden wollen.

Die Herausforderungen klar abzustecken und das Ziel konkret zu definieren, kostet in den allermeisten Fällen Kraft – und Tränen.

Aber es ist ein lohnender Schritt, der die Beziehung bereits indirekt stärkt. Denn durch diesen Move kommen wir aus einem diffusen »Argh, alles ist oberätzend« hin zu einem »Okay, das ist das Problem – und hier wollen wir hin«. So wird die Lösung greifbar, vor allem aber machbar. Und das tut der Beziehung bereits schon richtig gut.

Konflikt-Fasten

Nachdem die klare Ausrichtung steht und das Ziel konkretisiert wurde, geht es im nächsten Schritt darum, die Beziehung aktiv zu stärken. Dazu bitte ich meine Paare, ihre Probleme für einen definierten Zeitraum erst mal noch ganz bewusst zurückzustellen. An der Stelle arbeite ich gerne symbolisch mit der Beziehungskiste:
Schreibt dazu eure definierten Probleme auf einen Zettel und legt diesen in eine Kiste oder Schachtel. Sie wird verschlossen und mit Kreppband zugeklebt. Auf das Kreppband schreibt ihr das Datum von in vier Wochen. An diesem Datum öffnet ihr die Kiste wieder, um die Probleme anzugehen. Bis dahin stellt die Kiste in den Keller, in einen Schrank oder gut sichtbar mitten in euer Wohnzimmer – so wie ihr euch wohler damit fühlt. Ich lade meine Paare ein, diese Konfliktthemen erst mal noch zurückzustellen, damit wir zunächst ein solides gemeinsames Fundament erarbeiten können, von dem aus sie viel sichereren Schritts ihre Probleme lösen können.
Ergibt sich innerhalb der vier Wochen ein Konflikt, bitte ich darum, diesen mit Datum zu notieren und in einen Briefumschlag zu packen – wieder verbunden mit der Idee, uns diesem Thema später zu widmen, es uns aber zunächst zu erlauben, den Fokus auf die Stärkung der Beziehung zu legen. Lasst uns schauen, wie das konkret aussehen kann …

Ressourcen aktivieren

Die wichtigste Zutat für dieses stabile Fundament sind die bereits vorhandenen Ressourcen des Paares. Diese gilt es (wieder)zu entdecken und aufzupolieren.

Hier sind ein paar der klassische Therapeut:innen-Fragen, um eure Ressourcen zu identifizieren:

- Warum habt ihr euch ineinander verliebt?
- Was habt ihr vor den Kindern gerne miteinander unternommen?
- Was könnt ihr als Paar richtig gut?
- Welche Eigenschaft fasziniert dich an deinem Partner, deiner Partnerin?
- Wenn alles möglich wäre: Was würdet ihr heute gerne miteinander erleben?

Häufig schaffen es diese Fragen, dass selbst das zerstrittenste Paar wieder ein Lächeln füreinander übrig hat. Diesen Funken gilt es aufzugreifen und ihn wieder in den geteilten Alltag zu tragen. Hier sind einige meiner Lieblingsübungen, die ich den Paaren hierfür gerne mit nach Hause gebe:

- Mach dich wie eine Detektivin auf die Suche nach den Qualitäten deines Partners, in die du dich einst verliebt hast.
- Erwische ihn/sie dabei, wie er/sie etwas Gutes tut.

Außerdem geht es darum, sich im Rahmen der aktuellen Möglichkeiten wieder Zeit für die Dinge zu nehmen, die sie als Paar auszeichnen. Und dafür braucht es den nächsten Punkt.

Strukturen schaffen

Achtung, hier kommt eine harte Wahrheit: Wir haben nie Zeit. Und wir werden auch nie Zeit haben. Es sei denn, wir nehmen sie uns. Deswegen ist es ein essenzieller Schritt in der Paartherapie, dass sich beide dazu commiten, regelmäßig und wiederkehrend Zeiten für die Partnerschaft einzuräumen. Das ist vor allem für Elternpaare existenziell, um sich zwischen den Ma-Pa-Funktionsmaschinen auch wieder als Liebespaar begegnen zu können. Deswegen lade ich meine Paare ein, sich über unsere Treffen hinaus verbindlich einen Termin festzulegen, in dem sie Zeit als Paar miteinander verbringen. Ohne Kinder, nur um das noch mal betont zu haben! Wichtig ist, dass diese Zeiten definitiv eingehalten werden, auch oder gerade *wenn* es kriselt.

Gesprächskultur

Ein wichtiger Teil, um sich als Paar wieder näherzukommen, ist auch, auf die Kultur zu schauen, die wir im Dialog miteinander haben. Häufig hören wir einander nicht wirklich zu, haben kein Interesse (mehr) an unserem Gegenüber, verurteilen oder bewerten ihn/sie, statt ihn/sie neugierig und offen verstehen zu wollen. Wir machen Vorwürfe und blocken. Wir gehen uns auf den Zeiger oder verpissen uns aus dem Kontakt. Daher ist es extrem wichtig, als Paar wieder eine Kultur zu etablieren, in der sich jede:r gehört fühlt. Das übe ich mit meinen Paaren zunächst einmal an Verbindung schaffenden Themen. Dadurch kultivieren wir eine Struktur, die die existenzielle Grundlage ist, um später dann auch die »heißen Eisen« zielführend, konstruktiv und Nähe schaffend lösen zu können.

Sicherheit schaffen

Gerade wenn es bei einem Paar kriselt, liegt häufig Unsicherheit in der Luft: »Trennt sie sich jetzt wirklich bald von mir?« Oder: »Liebt er mich überhaupt noch?« Diese Unsicherheit macht es häufig superschwer, sich wirklich einzubringen und sich auf den Prozess einzulassen. Um einen sicheren Rahmen für einen Veränderungsprozess zu gewährleisten, committen sich die Paare für die Zeit unserer Zusammenarbeit voreinander zu folgenden fünf Grundhaltungen des Code of Honor.

Commitment

Superhäufig kommen Paare zu mir, bei denen mindestens eine:r Trennungsgedanken hat. Und natürlich hören wir uns die Zweifel und die Ängste an. Für den Zeitraum unserer Zusammenarbeit bitte ich die Paare aber, sich gegenseitig das Versprechen zu geben, dass der

Trennungsgedanke erst mal zur Seite gelegt wird – vorausgesetzt natürlich, sie kommen mit der Absicht, ihre Beziehung wiederzubeleben. Warum? Weil die Androhung der Trennung eine Form ist, sich aus dem Prozess zu verpissen. Außerdem versetzt es die andere Seite immer wieder in Unsicherheit, was nicht fair ist. Deswegen bitte ich meine Paare, es folgendermaßen zu sehen: Buttert jetzt in dieser Zeit noch mal alles rein, was ihr habt. Gebt Vollgas miteinander, damit ihr dieses Ding wieder zurück auf die Straße kriegt. Verschleudert keine Energie an »*Dann spiel ich aber nicht mehr mit!*«. Für den Zeitraum unserer Zusammenarbeit haut ihr als Team rein.
Wenn ihr danach merken solltet »*Ich will immer noch gehen!*«, habt ihr wenigstens eine solide Entscheidungsgrundlage dafür getroffen. Weil ihr mit Sicherheit sagen könnt: »*Ich hab wirklich alles gegeben*«. Das gibt Sicherheit. Und signalisiert Wertschätzung. Und genau das ist es, was wir brauchen, um uns gut auf einen Prozess miteinander einlassen zu können.

Investment

Häufig kommen Paare mit der Vorstellung zu mir, dass ich ihnen ein, zwei Tipps gebe, die dann am besten der andere umsetzen muss (weil die Therapeutin ja sicherlich erkennen wird, dass der andere schuld ist und man selbst recht hat) – und dann sollte die Kiste wieder im Lot sein. Deswegen ist es mir wichtig festzuhalten, dass das Paar bereit ist, sich dazu zu verpflichten, in den kommenden Wochen in seine Beziehung zu investieren. In Form von Zeit, Aufmerksamkeit und Energie. Denn ohne Investment wird niemand reich.

Disziplin

Hier kommt ein Geheimnis (bitte nicht weitersagen!): Veränderung macht keinen Spaß! Veränderung ist immer anstrengend. Veränderung kostet auch immer Energie. Meistens ist es nervig. Und vor allem am Anfang eher zäh.

Wirklich niemandem macht der 2-Minuten-Raum am Anfang Spaß. Auch ich muss mich immer noch dazu aufraffen. Aber es hilft! Also machen wir das. Und dafür braucht es Disziplin. Und auch dazu darf sich das Paar voreinander verpflichten: dass sie bereit sind, miteinander auf die Übungsmatte zu gehen, selbst wenn es (noch) keinen Spaß macht.

Vertrauen

Ich lade meine Paare ein, sich mit der Grundhaltung des Vertrauens auf diese gemeinsame Reise zu machen. Ein Vertrauen darauf, dass alles richtig ist, so wie es ist. Selbst wenn es gerade schmerzt. Es ist *nie* schön, am Boden zu sein. Der Dreck an unseren Händen scheint uns zu verhöhnen. Und der Weg nach oben scheint so trügerisch weit entfernt. Aber wir dürfen darauf vertrauen, dass genau dieser Boden, auf dem wir jetzt gerade noch knien, die perfekte Grundlage ist, um uns zu erheben. Und den ersten Schritt Richtung Glück zu gehen. Und dann den nächsten. Den übernächsten. Und wieder den nächsten. Dafür braucht es Vertrauen, dass alles richtig ist. Selbst wenn es sich gerade einfach nur staubig und zum Wegrennen anfühlt. Und zu dieser inneren Grundhaltung bitte ich meine Paare, sich ganz aufrichtig zu committen.

Milde

Ich erlebe sehr häufig, dass ich Paaren eine Übung mit nach Hause gebe und sie in der Woche darauf total angepisst wieder zu mir kommen, weil »er es schon wieder falsch gemacht hat« oder »sie sich schon wieder nicht an die Absprache gehalten hat«. Veränderung braucht Zeit. Und eingefahrene Muster zu durchbrechen, klappt nicht über Nacht. Natürlich wird es weiterhin passieren, dass dein Partner oder deine Partnerin Fehler macht – und du auch. Es ist nicht schlimm, wenn Patzer in der Übung passieren. Es ist auch nicht schlimm, wenn ihr ein altes Muster wiedererkennt. Geht milde miteinander um! Und erlaubt es euch, freudvoll und spielerisch in diesen Veränderungsprozess einzutreten, ohne mit dem erhobenen Zeigefinger ermahnend auf den anderen zu zeigen.

Akzeptanz

Eine der wohl wichtigsten Fragen, die wir uns als Individuum in einer Beziehung stellen dürfen, ist: Würde ich bleiben, selbst wenn mein:e Partner:in sich nicht ändern wird?

Denn: Wir haben die Veränderung unseres Gegenübers nicht in der Hand. Wir können nichts daran drehen, ob oder wie schnell er/sie in die Veränderung kommt. Das Einzige, was wir wirklich in der Hand haben, ist die Art und Weise, wie wir mit dem Sosein unseres Gegenübers umgehen.

Die Grundhaltung, zu der ich meine Paare zu Beginn der Arbeit daher einlade, ist: Der andere ist gut. Wenn sein Verhalten starke Gefühle in mir auslöst, kann ich mir die Frage stellen, was ich dazu beitragen kann, dass ich leichter damit umgehen kann. Ich darf meine Baustellen angehen statt seine.

Die Tatsache, dass er vielleicht noch heftige Reaktionen in mir auslöst, zeigt mir ein Thema, dem *ich* mich noch widmen darf. Und damit ist er genau richtig so, wie er ist.

Das hat so lange Gültigkeit, solange keine emotionale, körperliche oder gar sexuelle Gewalt an den Tag gelegt wird. Wenn dein Partner, deine Partnerin offen aggressiv ist, dich offen oder subtil demütigt oder gar missbraucht, gelten andere Regeln. Wenn du hiervon betroffen bist, wende dich bitte am besten heute noch an eine professionelle Beratungsstelle, die dich dabei unterstützt, damit umzugehen. Das musst du nicht alleine schaffen!

Zum Nachschlagen: Love-Hacks to go für eine stabile Beziehung:

- Love-Hack N° 1: Plant das Planbare (siehe Seite 25)
- Love-Hack N° 2: Kritik-Fasten (siehe Seite 35)
- Love-Hack N° 3: Die Love-Box (siehe Seite 44 f.)
- Love-Hack N° 8: Der 2-Minuten-Raum (siehe Seite 96 f.)

SÄULE 2: SELBSTBEZIEHUNG

In dieser Säule arbeiten die Paare miteinander für sich. Denn ein stabiles Ich ist für ein gesundes Wir unerlässlich. Dabei geht es erst mal ganz grundlegend darum, wieder in Beziehung zu sich selbst zu kommen und sich selbst wieder besser zu fühlen und kennenzulernen – mit den eigenen Sehnsüchten, Wünschen und Bedürfnissen. Und sich dahingehend zu üben, sie wahrzunehmen und auszudrücken. Mit folgenden Punkten unterstütze ich Paare jeweils dabei, eine gute Selbstbeziehung zu kultivieren.

Dich selbst besser verstehen

Ein wichtiger Schritt im paartherapeutischen Prozess ist, dass die Partner:innen jeweils ein klares Bild über sich selbst entwickeln. Hierfür lade ich gerne, entweder als Übung für zu Hause oder im Rahmen der therapeutischen Sitzungen, dazu ein, sich mit folgenden Fragen zu befassen:

- Was sind meine Stärken und Schwächen?

- Was brauche ich, um mich sicher, geliebt und geborgen zu fühlen?
- Was sind meine Sehnsüchte?
- Was sind meine zentralen Beziehungsbedürfnisse?
- Was sind meine Ängste?
- Wo komme ich her? Wie habe ich lieben gelernt? Was trage ich aus meiner eigenen Geschichte mit in diese Beziehung rein? Was ist meine eigene Dynamik?
- Und meine absolute Lieblingsfrage in diesem Kontext: Wie habe ich lieben gelernt?

Starkes Ich, starkes Wir

Elternpaare unterliegen häufig dem Denkfehler, dass sie das System belasten, wenn sie sich jeweils Zeit für sich nehmen. Deswegen wird vor allem in Familien häufig mit Alleinzeit gegeizt. Dabei profitiert jede:r, wenn du gestärkt im System bist. Es ist ein ultrawichtiger Schritt, es sich innerhalb einer Paarbeziehung wieder zuzusprechen, dass jede:r auch Zeit für sich alleine braucht. Ich lade Paare dazu ein, sich jeweils die Frage zu stellen, was wer braucht, um in die eigene Kraft zu kommen und so voll für das Familiensystem da sein zu können.

Sich selbst wieder fühlen

Häufig lösen die Konflikte mit der Partnerin oder dem Partner in uns ein diffuses negatives Gefühl hervor. Und aus diesem Klumpen Wut im Bauch heraus hauen wir uns dann Dinge um die Ohren, die wir eine Stunde später sehr wahrscheinlich schon wieder bereuen.
Deswegen ist es ein wichtiger Punkt, dass sich die Partner:innen jeweils darin üben, wieder ein feineres Gefühl für sich selbst zu bekommen – und dafür, was ihr Gegenüber in ihnen auslöst. Und auch, wann sich beispielsweise Wut, Frust, Traurigkeit oder Unsicherheit anzubahnen beginnt, um dann rechtzeitig aktiv werden zu können und den sich anbahnenden Knall im besten Fall abzufangen.

Sich selbst wichtig nehmen

Die allerwenigsten von uns haben gelernt, sich selbst auf eine gesunde Art und Weise zu berücksichtigen. Häufig merken wir beispielsweise durchaus, dass uns die Forderungen der Partnerin auf den Senkel gehen, sagen es ihr aber nicht, sondern schlucken es runter. Mithilfe einer gesunden Selbstbeziehung möchte ich Paare dabei unterstützen, das, was in ihnen entsteht, wieder ernst zu nehmen und es zu berücksichtigen, anstatt es zu übergehen. Richtig eingesetzt, kann so ein Part nämlich bereits eine wichtige Rolle übernehmen, um eine Dynamik zu durchbrechen, beispielsweise indem er sagt: »Ich merke, dass ich mich von dir zurückziehe, wenn du so mit mir sprichst. Das möchte ich nicht.«

Zum Nachschlagen: Love-Hack to go für eine bessere Selbstbeziehung

Love-Hack N° 4: Beziehungscheck (siehe Seite 54)

SÄULE 3: SELBSTVERANTWORTUNG

In der Säule der Selbstverantwortung beginnen wir, uns die hitzigen Dynamiken des Paares anzuschauen, und üben uns darin, sie zu durchbrechen. Hier gehen wir die Verhaltensweisen an, von denen beide eigentlich längst wissen, dass sie total daneben sind, mit denen sie aber trotzdem nicht aufhören können. Etwa sich vor den Kindern zu streiten oder immer wieder wegen derselben Themen aneinanderzurasseln.

Hierbei gehe ich zweistufig vor: Wir starten mit der kognitiven Ebene, mit der sich meistens schon viele hitzige Situationen gut lösen lassen. Wenn das schon ausreicht: wunderbar! Wenn nicht, gehen wir einen Schritt weiter mit dem emotionsfokussierten Arbeiten auf der dynamischen Ebene.

Die kognitive Ebene

Wie im Fehler Nummer 5 (siehe ab Seite 56) bereits ausführlich dargestellt, fußt die kognitive Verhaltenstherapie auf der Grundannahme, dass unsere Gedanken darüber entscheiden, wie wir unsere Wirklichkeit erleben. Man kann sagen, dass Gedanken der Soundtrack unseres Lebens sind: Aus ein und derselben Situation kann mit unterschiedlicher Hintergrundmusik entweder ein Horrorfilm oder eine Liebeskomödie werden.

Deswegen geht es im ersten Teil der dritten Säule darum, ein Bewusstsein für die vielen automatischen, vielleicht auch schon chronifizierten Gedanken über uns selbst und unsere Partner zu bekommen und sie einem Realitätscheck zu unterziehen. Denn die Bewertungen, die wir über unsere Partner haben, sind wie ein Schleier, den wir über sie geworfen haben. Daher dürfen wir uns darin üben, den Schleier zu lichten und wieder klar auf das Gegenüber zu blicken – und uns jeweils wieder in der Schönheit und in dem Wunder erkennen, das wir sind.

In dieser Säule der Selbstverantwortung geht es viel darum, sich gedanklich bewusst auszurichten. Nicht, weil wir eine rosarote Brille drüberlegen möchten, sondern weil wir uns die Freiheit zurückholen zu wählen, ob unser Alltag in das Genre Horror oder Romanze fällt. Hierfür müssen wir ganz häufig einfach nur wieder unsere Scheuklappen öffnen, um wieder neue Aspekte der Wirklichkeit wahrnehmen zu können. In denen unser Partner eben ganz häufig kein Arschloch ist. Sondern meistens einfach nur verletzt, müde, schusselig oder gestresst.

Zum Nachschlagen: Love-Hacks to go für deine kognitive Selbstverantwortung

Love-Hack N° 5: Eine Fliege namens Streit (siehe Seite 62)
Love-Hack N° 6: Astronaut:in (siehe Seite 69 f.)

Dynamik

Sicherlich kennst du dieses Gefühl, dass »es« dich überkommt? Momente, in denen du aus der Haut fährst und dich im schlimmsten Fall dabei beobachten kannst, wie du gerade zu dem Menschen mutierst, der du eigentlich niemals sein wolltest? Und im Nachhinein schämst du dich dafür, weil du ja eigentlich längst weißt, dass es nicht okay ist, sich so zu verhalten. Und dennoch kriegst du es einfach nicht durchbrochen? Dieses Phänomen ist uns Psychotherapeut:innen nicht entgangen!

Sehr wahrscheinlich bist du entweder einfach nur müde (und darfst dich zuerst noch mal auf der Selbstbeziehungsebene ein bisschen besser um dich kümmern) oder du bist durch einen äußeren Trigger in den Sog eines alten Verhaltensmusters reingezogen worden.

Diese alten Verhaltensmuster sind uns in den allermeisten Fällen nicht mal bewusst und auch nicht nur ausschließlich schlecht. Sehr wahrscheinlich haben sie lange eine sehr wichtige Funktion für dein Leben erfüllt und tun das mitunter auch heute noch – sonst würdest du nicht weiter daran festhalten.

Diese Verhaltensmuster entstehen laut Jeffrey Young, amerikanischer Psychotherapeut und Begründer der Schematherapie, immer dann, wenn in der frühen Kindheit ein kindliches Primärbedürfnis nicht gestillt wurde.

Diese fünf kindlichen Primärbedürfnisse sind:

- Sicherheit: Bedürfnisse nach Schutz, Stabilität, Fürsorge, Empathie, Respekt und Akzeptanz.
- Autonomie: Bedürfnis nach Selbstbestimmung und die Möglichkeit, eigene Erfahrungen machen zu können und damit auch scheitern zu dürfen.
- Grenzen: Das Erleben von angemessenen Grenzen und elterlicher Führung und Unterstützung und Begleitung beim Erleben von Frustrationen.
- Bedingungslose Liebe: Die Möglichkeit, sein Wesen und seine Persönlichkeit frei auszudrücken und damit von den Eltern bedingungslos geliebt zu sein. Das Gefühl, mit den eigenen Bedürfnissen gesehen und gehört zu werden.
- Spiel und Spontaneität: Die Möglichkeit, sorglos Kind zu sein, ohne in der Verantwortung für das Wohl der eigenen Eltern und/oder der Geschwister/anderer Familienmitglieder zu stehen.[14]

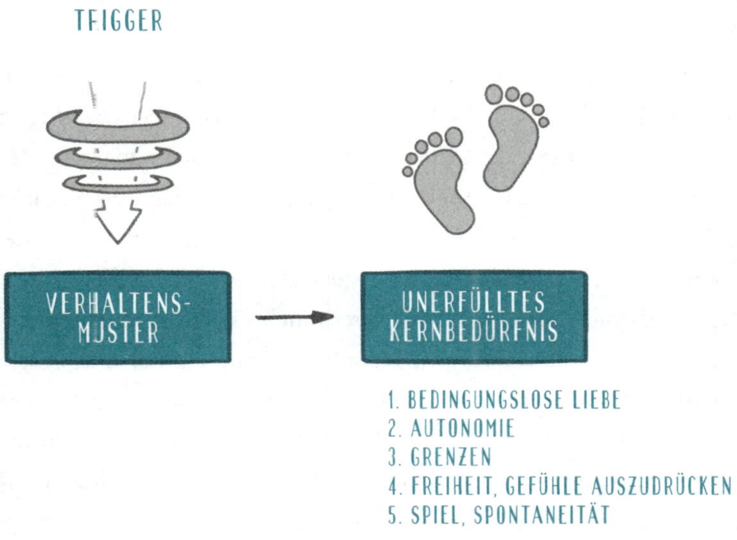

Alte Verhaltensmuster gehen auf kindliche Bedürfnisse zurück

Wichtig ist mir an der Stelle zu betonen, dass in deiner Kindheit nichts Schlimmes passiert sein muss, damit du beginnst, ein Verhaltensmuster zu entwickeln. Wir alle, wirklich ausnahmslos alle, haben durchschnittlich ein bis drei Verhaltensmuster, die auf einem kindlichen Defizit basieren. Du musst deinen Eltern also keine Vorhaltungen machen oder auf die Suche nach schlimmen Ereignissen in deiner Kindheit gehen.

Tatsächlich *brauchen* wir diese Verhaltensmuster, um als sehr kleines Kind in einer sehr komplexen Welt zu bestehen. Und wie schon erwähnt, sind sie uns auch häufig an vielen Stellen sehr zuträglich. Lass uns daher doch gemeinsam noch ein bisschen genauer anschauen, wie diese Verhaltensmuster aussehen.

Alte Verhaltensmuster erkennen

Verhaltensmuster sind so individuell wie unsere Nasenspitzen. Deswegen hat Jeffrey Young diese maximal individuellen Muster in vier unterschiedliche Modi eingeteilt: der Kindmodus, der Bewältigungsmodus und der Elternteilmodus und der Modus des gesunden Erwachsenen.[15]

Einige Kollegen davon haben es in den Mainstream geschafft: Vom inneren Kind hast du sicherlich schon mal gehört, oder? Das wird in der Schematherapie dem Kindmodus zugeschrieben – hier sitzt das nicht erfüllte kindliche Bedürfnis (beispielsweise das Gefühl, nicht geliebt zu sein). Da Kinder ja extrem klug sind, entwickeln sie, wenn sie sich beispielsweise das erste Mal nicht geliebt fühlen, Strategien, damit dieses Bedürfnis doch noch erfüllt wird. Beispielsweise indem sie sich für Mama und Papa immer besonders anstrengen. Noch mal, ganz wichtig! Dafür muss nichts Schlimmes in deiner Kindheit passiert sein. Wenn ich mit meinen Klient:innen Rückführungen mache, um Indexerfahrungen zu erforschen, poppen in den allermeisten Fällen von außen betrachtet vollkommen unscheinbare Erfahrungen auf.

Wenn eine Strategie zündet, merkt sich das Kind: Okay, um geliebt zu werden, muss ich mich besonders anstrengen. So entwickelt sich ein Bewältigungsmodus, beispielsweise Perfektionismus.
Eben weil diese Strategie für das Kind sehr funktional ist, entwickelt es auch innere moralische Instanzen, häufig tatsächlich, indem es die Stimmen der Eltern verinnerlicht und/oder kulturelle oder gesellschaftliche Werte und Normen übernimmt. Diese Instanzen haben die wichtige Aufgabe, dafür Sorge zu tragen, das funktionale Prinzip zwischen Kind- und Bewältigungsmodus aufrechtzuerhalten. Diese moralischen Instanzen bilden den Elternteilmodus. Auch dieser Kollege hat es in den Mainstream geschafft: Der innere Kritiker ist dieser intrapsychischen Instanz zuzuordnen.
Der Kritiker hat im Mainstream-Coaching ja einen ziemlich schlechten Ruf. Wie ich finde, allerdings nicht immer zu Recht. Denn eigentlich haben diese Instanzen ja eine durchaus noble Absicht: Sie tragen dafür Sorge, dass das kindliche Bedürfnis mithilfe der Strategie doch noch erfüllt wird. Das im Hinterkopf zu behalten, finde ich wichtig, wenn man beginnt, mit diesen Instanzen zu arbeiten. Denn selbst die schrulligsten Anteile in uns haben damit eigentlich eine gute Absicht. Und verdienen es deswegen, dass wir milde auf sie blicken.
Mit dem Kind-, Bewältigungs- und Elternteilmodus entsteht ein in sich schlüssiges und meistens sehr funktionales intrapsychisches Prinzip, das dich dabei unterstützt, in deiner Welt zu bestehen. Deswegen ist es auch wichtig anzuerkennen, dass diese Dynamiken an sehr vielen Stellen deines Lebens sicherlich schon superhilfreich waren und es auch immer noch sein können. Ein gut positionierter Perfektionismus kann richtig cool sein. Beispielsweise, wenn es darum geht, Spaghetti bolognese zu kochen und sie nicht auf den Tisch zu bringen, bevor sie perfekt abgeschmeckt sind! Oder wenn du ein gutes Buch schreiben möchtest, um mal zwei persönliche Beispiele zu nennen, wie ich meinen Perfektionismus aktuell gewinnbringend positionieren kann.

Derartige Verhaltensmuster entwickeln wir also in der frühen Kindheit und nehmen sie von dort mitunter vollkommen ungeprüft mit ins Erwachsenenalter – und damit auch in unsere Beziehungen und unsere Elternschaft. So weit, so gut. Wenn wir Eltern und damit auch ein Elternpaar werden, ist es allerdings quasi vorprogrammiert, dass wir früher oder später mit unseren bisherigen Bewältigungsstrategien an eine Grenze kommen. Wenn wir etwa nach einem anstrengenden Tag perfektionistische Ansprüche an unseren Date-Abend stellen, ist es sehr wahrscheinlich, dass wir damit scheitern. Meistens ist es uns aber in der Situation gar nicht bewusst, dass wir uns mit dem Perfektionismus in einem alten Verhaltensmuster befinden und damit durch einen alten kindlichen Mangel angetrieben sind. Wenn die bisherige Strategie, uns durch perfektionistisches Verhalten doch noch geliebt zu fühlen, aber nicht mehr zündet, befinden wir uns in einem kindlich-defizitären Verhaltensmuster und haben dementsprechend auch nur noch das Verhaltensrepertoire eines Dreijährigen zur Verfügung. Und das sind dann eben häufig die Momente, in denen wir uns völlig danebenbenehmen – auch wenn wir eigentlich längst wissen, dass das total Banane ist. Und trotzdem nicht damit aufhören können. Spätestens hier wird ersichtlich: Meine Strategie ist nicht mehr funktional!

Dysfunktionale Bewältigungsstrategien

Dass eine Bewältigungsstrategie nicht mehr funktional ist, zeigt sich immer auf eine der drei folgenden Arten und Weisen:

- Fight: Wir gehen auf Angriff oder in eine Überkompensation.
- Flight: Wir werden kalt und ziehen uns aus der Situation und/oder lassen den anderen an uns abprallen.
- Freeze: Wir tun so, als würde das Problem gar nicht existieren.

Die/der aufmerksame Leser:in hat vermutlich bemerkt, dass ich eingangs von vier Modi gesprochen, bisher aber nur drei vorgestellt habe. Und tatsächlich ist es mir ein absolutes Rätsel, warum es dieser mysteriöse vierte Anteil *nicht* in den Mainstream geschafft hat – und ich hoffe sehr, mit diesen Zeilen etwas dazu beitragen zu können, dass sich *das* endlich ändert. Denn dieser Kollege hat wirklich das Potenzial, die ganze Misere zu durchbrechen! Dieser vierte Anteil kann uns das Beziehungs- und Familienleben erschaffen, nach dem es uns in der Tiefe sehnt.

Das eigentliche Ziel von Jeffrey Young, Godfather of Trigger, innerem Kind und innerem Kritiker, war *nie,* das innere Kind zu heilen oder den inneren Kritiker an die Kette zu legen. Aus psychotherapeutischer Sicht geht das auch gar nicht. Denn diese Instanzen sind ein Teil von uns. Sie sind ein Teil unserer Geschichte, werden immer da sein und sich sehr wahrscheinlich auch immer mal wieder zu Wort melden. Was wir uns aber sehr wohl erarbeiten können, ist die innere Freiheit, wie wir mit diesen inneren Anteilen in uns umgehen möchten. Und genau hier kommt die vierte Modusgruppe ins Spiel. Vorhang auf, und zwar bitte mit Pauken und Trompeten für den oder die – tatatadaaaa: gesunde:n Erwachsene:n!

Der Modus des gesunden Erwachsenen ist die Instanz in uns, die ein Gewahrsein dafür hat, dass wir eine Geschichte haben. Sie weiß um unsere Schmerzpunkte und um die zugegeben mitunter etwas schrulligen anderen Instanzen in uns. Sie weiß aber auch, dass sie mehr ist als das. Sie blickt würdigend auf ihre Geschichte und kann doch anerkennen, dass wir eben nicht mehr das dreijährige Kind sind, sondern das Potenzial haben, diese Stresssituation zu rocken.

Diese Instanz ist die Verkörperung der guten Mutter/des guten Vaters, die uns selbst häufig gefehlt haben. Sie blickt milde und sanftmütig auf unsere anderen inneren Instanzen. Kann sie aus ganzem Herzen liebevoll umarmen, aber an der richtigen Stelle auch eine kristallklare Grenze ziehen.

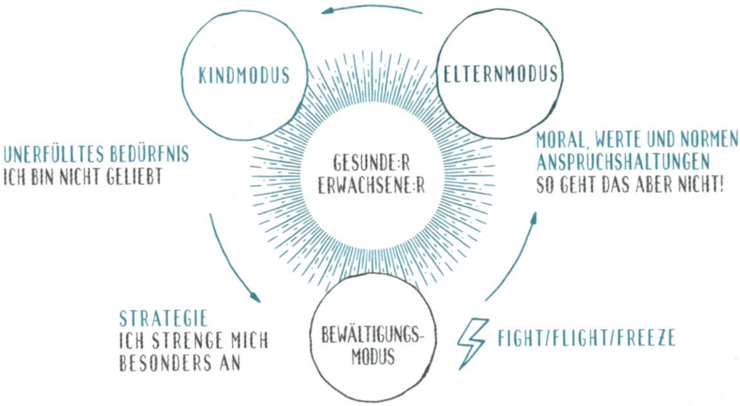

Der Aufbau unserer Dynamik

Diese gesunde erwachsene Instanz in uns freizulegen, ist das eigentliche Ziel. Denn von hier aus können wir auf das (Beziehungs-) Leben losgehen, nach dem wir uns eigentlich und aufrichtig sehnen.

Wie ihr dieses Wissen für euch nutzen könnt

Euer Ziel als Paar ist es nun, sowohl diese Dynamiken für euch selbst aufzudecken als auch die Dynamik des jeweils anderen kennenzulernen. So erschafft ihr ein Verständnis dafür, warum eure Konflikte eskalieren.

Ein Hauptansatzpunkt ist, dass zunächst jede für sich trainiert, ihre alte Verhaltensdynamik Schritt für Schritt zu durchbrechen und sich dahingehend zu üben, sich mit der gesunden erwachsenen Instanz zu verbinden. Damit sich in Konfliktmomenten nicht mehr wie so oft zwei Kleinkinder gegenüberstehen, die sich gegenseitig mit Sand bewerfen, in der Hoffnung, doch noch ein Gefühl von Liebe zu erhaschen. Sondern dass sich auch im Konflikt zwei Erwachsene begegnen können, die dazu in der Lage sind, milde auf sich selbst und auf den anderen zu blicken und konstruktiv miteinander in Kontakt zu gehen.

Es ist wundervoll, wenn ihr beide daran arbeitet. Aber die gute Nachricht ist: Es reicht, wenn eine:r damit beginnt. Wenn es einem von euch gelingt, im nächsten Konflikt klarzukommen, um so der anderen wieder die Hand reichen zu können, ist superviel gewonnen. Deswegen ist es ein wichtiger und sehr heilsamer Schritt, euch als Paar gegenseitig offenzulegen, wie ihr euch gegenseitig dabei unterstützen könnt, aus einer alten Dynamik herauszufinden. Hier finden zentrale korrigierende Beziehungserfahrungen statt.

Führt euch vor Augen, dass diese alten Dynamiken immer in Beziehung entstanden sind (meistens zu unseren ersten primären Bezugspersonen, sprich zu Mama/Papa). Häufig sind es Beziehungsschmerzpunkte, die uns austicken lassen. Und häufig versuchen wir unbewusst, von unserem Partner doch noch das zu bekommen, was uns Mama/Papa niemals geben konnten: bedingungslose Liebe, Autonomie, Sicherheit, Grenzen oder Spiel.

Und natürlich geht es darum, sich aus dieser Abhängigkeit freizusprechen und selbstverantwortlich für das loszugehen, was euch in der Tiefe eigentlich selbst fehlt, anstatt es immer wieder von eurem Partner einfordern zu müssen. Aber wenn ihr euren Partner in voller Selbstverantwortung mit in diesen Prozess nehmt, könnt ihr tatsächlich dafür Sorge tragen, dass eine alte Sehnsucht innerhalb einer Beziehung doch noch erfüllt wird. Und das ist wunderschön. Und mit einer der Gründe, warum ich die Paararbeit so sehr liebe.

Zum Nachschlagen: Love-Hack to go für deine dynamische Selbstverantwortung

- Love-Hack N° 9: Komposthaufen (siehe Seite 102 f.)

SÄULE 4: SELBSTKUNDGABE

In der vierten Säule, der Selbstkundgabe, geht es nun darum, unser gewonnenes Wissen über Verhaltensdynamiken für eine konstruktive Konfliktklärung anzuwenden. Es geht also jetzt viel und ganz konkret um das WIE. Wie gehst du in den Kontakt? Wie teilst du dich mit? Wie kannst du deinen Liebsten begegnen, wenn er/sie durchdreht, und wie sollte dir begegnet werden, wenn du in einen alten Film rutschst? Der wichtigste Nenner ist hierbei wirklich, authentisch aufs Feld zu gehen – sprich in Verbindung mit der gesunden erwachsenen Instanz und nicht etwa getrieben durch alte Muster.

Hier übst du dich auch darin, die Dynamik des Gegenübers nicht mehr persönlich auf dich zu beziehen und nicht mehr in die Abwärtsspirale mit einzusteigen, sondern deinem Gegenüber stattdessen beispielsweise zuzuspielen: »Wenn du so mit mir redest, macht das einen Teil in mir unfassbar unsicher. Ich möchte das nicht. Bitte hör auf.«

Um genau das mit meinen Paaren zu erreichen, verwende ich gerne das Differenzierungsmodell von David Schnarch.[16] Schnarch ist renommierter Sexualtherapeut und schildert in seinen Büchern unter anderem sehr eindrücklich, dass Paare zu Beginn einer Therapie fast ausschließlich der falschen Annahme unterliegen, zu wenig Nähe zu haben. Schnarch vertritt jedoch die Annahme, dass genau das Gegenteil der Fall ist und die meisten Paarprobleme entstehen, weil die Partner:innen emotional miteinander verschmolzen sind. Er versteht darunter, dass sich viele Paare mit ihren Gefühlen, ihrem Verhalten und in ihrem Ausdruck abhängig davon machen, wie sich ihr Gegenüber verhält, fühlt und ausdrückt.

Ein Beispiel: Paul (38) kommt am Freitagnachmittag nach Hause und freut sich auf das Wochenende mit seiner Familie. Als er den Wohnraum betritt, kommt ihm eine miesepetrige Olga (36) entgegen, ohne dass der Grund für ihre schlechte Laune offensichtlich wird. Innerhalb von wenigen Minuten haut sie ihm mehrere Dinge um die Ohren, die ihn verärgern. Die beiden verlieren sich in einem Streit, der sich stimmungstechnisch durch das ganze Wochenende zieht.

Was ist passiert? Und wo ist Pauls Freude im Hinblick auf ein schönes Wochenende mit seiner Familie hin?

Laut Schnarch lag das Problem darin, dass Paul mit Olgas Erleben verschmolzen war: Er geht ganz in dem auf, was Olga fühlt und/oder denkt. Ihr Groll prägt seine Wirklichkeit.

Schnarchs postuliertes Ziel ist, dass im besten Fall beide in der Beziehung einen höheren Differenzierungsgrad erreichen. Das hätte in Pauls Fall bedeutet, mit Mitgefühl erkennen zu können, dass Olga gerade schlechte Laune hat, und dennoch hätte er seinem Wunsch nach einem schönen Wochenende nachkommen können.

Laut Schnarch ist der Grad an Differenzierung vor allem abhängig von unserer emotionalen Reife – was sich wunderbar auf den im vorherigen Kapitel erläuterten gesunden Erwachsenen beziehen lässt: »Bin ich selbst gerade auf dem Stand einer/eines bockigen Dreijährigen? Oder komme ich in Kontakt zu der Frau/dem Mann in mir, die/der ich heute wirklich, wirklich bin?« Von *hier* aus können wir dann auch wieder in eine gesunde erwachsene Distanz zu unserem Gegenüber treten. Oder wie Schnarch es ausdrücken würde: differenzierter auf unsere Partner blicken.

Aus dieser Position können wir dann unserem Gegenüber eine konstruktive Rückmeldung geben, unsere Hilfe anbieten, es aber eben auch akzeptieren, wenn diese Hilfe gerade nicht angenommen werden möchte – ohne uns deswegen den Tag oder gar das ganze Wochenende versauen zu lassen.

Superwichtig ist unter dem Stern von Schnarchs Differenzierungsmodell auch noch die Grundannahme, dass ein differenzierter Mensch die Dinge nicht tut, um im Gegenzug etwas dafür zu erhalten. Was im Beispiel oben bedeuten würde, dass Paul sich Olga nur mit der Erwartung zur Verfügung stellt, dass sie danach ein schönes Wochenende miteinander verbringen. Ohne ihre Wut. In diesem Fall wären sie nämlich immer noch verschmolzen (»Nur wenn du auch ein schönes Wochenende haben möchtest, kann ich das genießen«).

Stattdessen handelt ein differenzierter Mensch einzig und allein um seinet- oder ihretwillen: »Ich schenke dir meine Aufmerksamkeit und Zuwendung, weil *ich* das so möchte. Weil ich ein Mensch sein möchte, der für seine Liebsten da ist. Weil ich ein Mensch sein möchte, der dich liebt, auch wenn du gerade zickig bist.«

Und selbst wenn sich Olgas Groll nicht einstellen sollte, würde Paul in diesem Fall mit einer gewissen Befriedigung aus dem Gespräch gehen, weil er seinen Werten entsprechend gehandelt hat. Er würde seinen Wunsch nach einem schönen Wochenende nicht einzig und allein von Olgas Laune abhängig machen – und trotzdem für sie da sein können.

Ein differenzierter Mensch macht Dinge *nicht*, damit das Gegenüber im Ausgleich etwas dafür bringt. Denn das führt zu neuen Erwartungshaltungen und Ansprüchen, die nur verletzt werden können. Ein differenzierter Mensch tut die Dinge für *sich* – weil er/sie dieser Mensch sein möchte.

Daran anlehnend ist es auch wichtig, dass sich Paare darin üben, sich aus dieser differenzierten, gesunden Distanz heraus einander zur Verfügung zu stellen, damit beispielsweise sie auch mal sein *darf*. Es geht darum, sich gemeinsam darin zu üben, in Konfliktmomenten die Dynamik des Partners zu erkennen und im Blick zu behalten, dass es gerade nicht sie ist, die da so durchdreht, sondern ein hilfloses, kleines Kind, das sich nicht mehr anders zu helfen weiß.

Einer muss aus dem Sandkasten rausgehen und sich mit der gesunden erwachsenen Instanz verbinden, die milde auf das Gegenüber blicken kann. Das sind im Idealfall irgendwann beide. In der Realität ist es aber meistens eher mal die eine und dann wieder der andere. Und das ist wunderbar: Wenn einer aussteigt, verändert sich der Verlauf.

Zum Nachschlagen: Love-Hack to go für deine dynamische Selbstverantwortung

Love-Hack N° 7: Geskriptete Exitstrategie (siehe Seite 80 f.)

Dann kommt auch der Moment, in dem wir wieder die Beziehungskiste öffnen, um uns den Shit anzuschauen – und Kompost daraus zu machen. An dieser Stelle können die Paare die Konfliktthemen meistens schon in ihre Dynamiken einbetten und mit ihrem Gegenüber darüber sprechen, worum es in diesen Situationen wirklich geht.

Das ist die perfekte Grundlage, um ihnen abschließend noch ein simples Problemlöse-Skript vorzustellen, mit dessen Hilfe sie sich gemeinsam konstruktive Lösungen erarbeiten können. (Das Problemlöseschema kannst du dir mit dem QR-Code auf der hinteren Buchklappe kostenlos runterladen.)

Um hier wirklich zielführend vorzugehen, ist es allerdings wichtig, unterscheiden zu können, ob ihr es mit einem lösbaren oder mit einem dynamischen Konflikt zu tun habt. Wie du lernen kannst, das zu unterscheiden, schauen wir uns im nächsten Kapitel gemeinsam an.

LÖSBARE UND DYNAMISCHE KONFLIKTE

Ich erlebe innerhalb meiner Familienberatungen immer wieder, wie wichtig es ist, zwischen lösbaren und dynamischen Konflikten zu unterscheiden. Oft rackern sich Elternpaare an gewissen Themen ab, die de facto gar nicht lösbar sind. Deswegen finde ich es superwichtig, keine unnötige Energie zu verschleudern, indem ihr versucht, einen dynamischen Konflikt aus der Welt zu schaffen. SPOILER: Das geht nämlich nicht! Lass uns daher die zwei verschiedenen Formen von Konflikten doch einmal näher anschauen und gemeinsam festhalten, wie ihr am besten mit ihnen umgeht.

LÖSBARE KONFLIKTE

Lösbare Probleme beziehen sich auf konkrete Situationen und/oder auf ein konkretes Verhalten. Sie sind zeitlich begrenzt und haben nichts mit deiner Persönlichkeit oder der deines Partners, deiner Partnerin zu tun.

Lösbare Konflikte sind daran zu erkennen, dass sie sich erübrigen, wenn das wahrhaftige Thema einmal auf dem Tisch liegt und ihr euch als Paar auf eine Lösung einigen könnt. Ein Beispiel: Malou (29) fühlt sich von Nino (31) nicht wertgeschätzt für das, was sie im Haushalt und für die Familie alles leistet, während er am Arbeiten ist. Sie ist überlastet und merkt, dass sie mehr Zeit für sich braucht.

Sie sagt zu ihm: »Manchmal habe ich das Gefühl, an Aufgaben zu ersticken, und dass du gar nicht siehst, was ich hier den ganzen Tag leiste.«

Nino: »Hm, ja, es ist viel Unsichtbares, was du leistest, das ist mir klar.«

Malou: »Ja, es ist wirklich unbefriedigend.«
Nino: »Hm.«
Malou: »… und ich hab auch manchmal das Gefühl, dass du gar nicht siehst, was ich tue.«
Nino: »Oh, das tut mir leid. Was kann ich dagegen tun?«
Malou: »Ich fänd's gut, wenn du mich hier im Haushalt mehr unterstützen würdest. Was könntest du dir denn vorstellen zu übernehmen?« (Das ist ein ganz wichtiger Punkt an der Stelle: Malou stellt Nino eine offene Frage und gibt ihm dadurch die Möglichkeit, sich aktiv mit einzubringen. Dadurch wahrt sie sein Bedürfnis nach Selbstbestimmung und Autonomie.)
Nino: »… puh, ja, lass uns da mal zusammen draufschauen, was ich dir abnehmen kann …«
Malou: »Ich fänd's cool, wenn du den Einkauf machst und Küchen-Master wirst. Also inklusive Kochen – denn das mach ich einfach nicht gern. Und wenn's geht: einmal an Tag, entweder morgens oder abends, die Spülmaschine ausräumen. Ginge das?«
Nino: »Klar, ja, das kann ich schon machen.«
Malou: »Danke, das hilft mir sehr.«

Kommt dir kitschig und unrealistisch vor? Okay, ich habe die beiden davor in zielführender Gesprächsführung gecoacht und ein paar Elemente mit ihnen vorbesprochen. Aber tatsächlich ist so eine Form der Gesprächsführung schon möglich – wenn es dabei wirklich um den Haushalt geht und bei keinem der Beteiligten eine Dynamik zugrunde liegt.
Wenn Malou auf den Tisch legen kann, worum es ihr wirklich geht (Wertschätzung) und was sie sich wünscht (Ninos Beteiligung am Haushalt), können die beiden auf dieser Grundlage gemeinsam ins Problemlösen starten.
Zugegeben, Malou hat ziemlich hoch gepokert und Nino hat sich da jetzt erst mal drauf eingelassen – vielleicht wird das ein Punkt,

den die beiden noch mal nachverhandeln müssen. Aber auch dann wird es ihnen wieder in etwa auf diese Art und Weise möglich sein. Weil es auch dann *wirklich* um den Einkauf oder ums Geschirr gehen wird. Und nicht um einen Schmerzpunkt, der zugrunde liegt.

Lösbare Probleme lassen sich durch klare Absprachen klären und aus der Welt schaffen. Allerdings sind die allerwenigsten Konflikte innerhalb von Familiensystemen lösbar. Laut John Gottman trifft das sogar gerade mal nur auf 31 Prozent der Konflikte innerhalb von Familien zu. Der Mammutanteil der innerfamiliären Konflikte sind …

DYNAMISCHE KONFLIKTE

Laut Gottman (2002) sind 69 Prozent der Konflikte innerhalb von Familien »unlösbar«, weil es hierbei um Schwierigkeiten geht, die sich aufgrund der Wesenszüge der Beteiligten ergeben. Häufig werden dadurch fundamentale, tief sitzende Themen berührt (beispielsweise Vertrauen, Sicherheit).[17]

Da ich die von Gottman gewählte Bezeichnung »unlösbar« nun doch als etwas zu pessimistisch empfinde, spreche ich in meiner Arbeit von dynamischen Konflikten – eben weil sie sich aus den zugrunde liegenden Dynamiken ergeben.

Ein Beispiel: Ella (34) fühlt sich von Oliver (39) nicht wertgeschätzt für das, was sie im Haushalt und für die Familie alles leistet, während er am Arbeiten ist. Sie ist überlastet und wünscht sich mehr Anerkennung für das, was sie tut. Er fragt sie im Verlauf (von mir instruiert), wie er ihr gegenüber Wertschätzung ausdrücken könnte. »Ab und zu Blumen mitbringen oder so wäre schön«, entgegnet sie.

In der nächsten Stunde sind beide frustriert. Er hat ihr Blumen mitgebracht, aber sie hatte das nur als neuen Anlass genommen, ihn bescheuert zu finden: »… also wenn man Blumen auf *die* Art und Weise *nicht* übergibt, muss man ja fast sagen … er hat die Blumen einfach von Emma (ihrer Tochter) auf den Tisch stellen lassen und nichts dazu gesagt … ja, dann kann man es auch gleich bleiben lassen …«

Du siehst: Relativ ähnliche Ausgangssituation wie bei Malou und Nino, nur dass der gleiche Ansatzpunkt nicht zündet. Warum? Weil es sich um einen dynamischen Konflikt handelt. Hier geht es nicht um Blumen. Es geht um alte, existenzielle Schmerzpunkte. Und diese Form von Konflikten müssen anders angegangen werden als die lösbaren.
Bei dynamischen Konflikten ist es wichtig zu verstehen, dass sich die Dynamiken der beiden Beteiligten gegenseitig befeuern. Folgende Dynamiken haben Ella und Oliver im Verlauf erarbeitet:

Ellas Dynamik:

Kindmodus:	»Ich werde nicht berücksichtigt.«
Bewältigungsmodus:	»Ich ordne meine Bedürfnisse denen der anderen unter.«
Elternteilmodus:	»Das reicht nicht aus, was du machst!«
Eskalation:	FIGHT – »Ich werde aggressiv, und zwar offen (durch Vorwürfe) und passiv (Ablehnung, Ignorieren, Augenbrauen-Hochziehen).«

Olivers Dynamik:

Kindmodus:	»Ich bin nicht gut genug.«
Bewältigungsmodus:	»Ich gebe (beruflich) Vollgas, will der Beste sein.«
Elternteilmodus:	»Alter, so kannst du das doch nicht lassen!«
Eskalation:	FLIGHT – »Ich gehe aus dem Kontakt, arbeite noch mehr, werde kalt und unnahbar.«

Bei der Gegenüberstellung der Dynamiken wird ersichtlich, dass sich Ella und Oliver in ihren Bewältigungsstrategien eigentlich bisher ganz gut ergänzt haben: Er konnte beruflich Vollgas geben, während sie sich zurückgestellt hat. Für Ella wurde diese Strategie aber dysfunktional, weil sie ihr Bedürfnis, von Oliver gesehen (und geliebt und wertgeschätzt) zu fühlen, damit nicht mehr erreichen konnte.

Genauso zündete Olivers Strategie nicht mehr, durch seinen beruflichen Erfolg auch von seiner Frau das Gefühl zu bekommen auszureichen. Deswegen ging er raus aus dem Kontakt und stürzte sich immer weiter rein in die Arbeit, wo er dieses Gefühl nach wie vor bekam (dort war die Strategie noch funktional).

In ihrer Eskalation waren die beiden komplementär: Ella hatte die Tendenz, zu schimpfen und zu meckern, was dazu führte, dass Oliver sich zurückzog. Das machte sie nur noch unzufriedener, weswegen sie immer lauter, unbequemer und aggressiver wurde. Was ihn wiederum nur darin bestätigte, sich weiter von ihr zurückziehen zu müssen.

Umgang mit dynamischen Konflikten

Wichtig ist hier festzuhalten, dass die Problematik von Ella und Oliver auf der Verhaltensebene, beispielsweise durch Blumen, nur sehr bedingt bis gar nicht gelöst werden kann. Wichtig ist auch anzuerkennen, dass ihre Dynamik bestehen bleiben wird: Oliver wird immer die Tendenz haben, sich in die Arbeit zu stürzen. Und Ella wird dadurch potenziell immer in ihrem Schmerz berührt, nicht berücksichtigt zu werden.

Ella wird immer diejenige sein, die in die Beziehung voll reinbuttert, was Oliver immer in seinem Schmerzpunkt berühren wird, ihr da eh nicht gerecht werden zu können und nicht genug zu sein. Also wird er sich weiterhin lieber rausziehen, bevor er Gefahr läuft, zu scheitern.

Diese Dynamik ist ein Teil von den beiden. Und sie wird bestehen bleiben. Aber was die beiden durchaus erzielen können, ist …

- sich von der Dynamik des anderen nicht mehr bedroht zu fühlen.
  - Ella kann lernen zu erkennen, dass sich Oliver nicht in Arbeit vergräbt, weil er sie nicht liebt, sondern weil er sich hier besonders wirksam fühlen kann. Und Oliver kann lernen, dass Ella ihn nicht fordert, weil er ihr nicht genug ist, sondern weil sie sich nicht berücksichtigt fühlt.
- die eigene Dynamik dem/der anderen zuliebe zu durchbrechen.
  - Ella darf sich darin üben, Oliver mehr positives Feedback zu geben, damit er sich im Kontakt mit ihr wirksam fühlt. Oliver darf sich darin üben, sich Ella zuzuwenden, und die Arbeit wirklich auch mal beiseitezulegen, damit sie sich berücksichtigt fühlt.

Der/die gesunde Erwachsene in uns kann das!

Akzeptanz entwickeln

Eben weil diese Dynamiken bestehen bleiben, ist es wichtig, dass wir Akzeptanz entwickeln. Ella kann aufgeben, das Ziel anzustreben, dass Oliver sich nicht mehr in seiner Arbeit vergräbt. Denn dieser Dynamik wird er immer unterliegen. Wenn die Beziehung gerettet werden soll, sollte Oliver sich natürlich dahingehend auf den Weg machen, die Dynamik zu erkennen, und üben, sie bewusst zu durchbrechen, um Ella in ihrem Bedürfnis berücksichtigen zu können. Aber für Ella ist es vergebene Liebesmühe, Oliver dahingehend verändern zu wollen, jemals die Familie über alles zu stellen – so wie sie es tut. Es ist verschwendete Energie, sich jedes Mal verletzt zu fühlen, wenn er sich mal wieder rauszieht. Oder ihn zu verfluchen und die ganze Beziehung infrage zu stellen. Stattdessen darf Ella in eine gesunde Distanz zu Olivers Dynamik gehen und sie als etwas erkennen, das nichts mit ihr zu tun hat. Wodurch sie sich also auch nicht bedroht fühlen muss. Es darf an ihr abprallen. Wobei es für sie in solchen Momenten besonders wichtig ist, gut für sich zu sorgen.

Das Paradoxe wird sein: Wenn es Ella gelingt, aus dem Film auszusteigen, und sie Oliver KEINE Vorwürfe macht, wenn er aus seinem Arbeitssumpf zurückkommt, sondern es aus der gesunden erwachsenen Frequenz heraus vielleicht sogar noch schafft, ihm die Sicherheit zu geben, die er in der Arbeit zu finden versucht hat, wird sie dadurch die Wahrscheinlichkeit erhöhen, dass er sich ihr wieder zuwendet. Und damit auch ihre Bedürfnisse in der Beziehung erfüllt werden.
Oliver kann damit aufhören, nach einer Lösung zu suchen, damit Ella irgendwann aufhört zu fauchen, wenn sie sich nicht berücksichtigt fühlt. Und natürlich sollte Ella üben, dass sie sich mit dem zeigt, was sie sich wirklich wünscht, statt zu fauchen. Oder zumindest dass sie nicht mehr so oft oder so heftig faucht oder schneller wieder zurückkommt, wenn sie sich verrannt hat. Aber für Oliver ist es vergebene Liebesmüh, sie dahingehend verändern zu wollen oder sie jedes Mal zu verfluchen, wenn es wieder passiert. Oder sich dadurch sogar noch in seinen alten Film reinziehen zu lassen.
Stattdessen darf er sich darin üben, in eine gesunde Distanz zu ihrem Drama zu gehen und dieses genau als solches anzuerkennen – also als etwas, das nichts mit ihm zu tun hat und wodurch er sich auch nicht bedroht fühlen muss. Es darf an ihm abprallen und er muss in der Situation auch nichts lösen oder verändern. Das größte Geschenk, das Ella Oliver an dieser Stelle machen kann, ist, seine geskriptete Exitstratgie auszupacken: ihr in die Augen zu schauen und mit ihr zu sagen, dass er sie sieht.

Diese Dynamiken wie die von Ella und Oliver werden bestehen bleiben – sie sind ein Teil von uns. Daher sollten wir keine Energie damit verschleudern, sie zu verfluchen. Sondern uns darauf fokussieren, in einen konstruktiven Umgang mit ihnen zu finden. Was am Ende im besten Fall dazu beitragen wird, dass wir uns einander nähergekommen sind.

Es geht darum, zu lösen, was lösbar ist. Zu akzeptieren, was wir nicht verändern können. Und die Weisheit zu entwickeln, das eine vom anderen zu unterscheiden.

Eskalationen vorbeugen
und durchbrechen

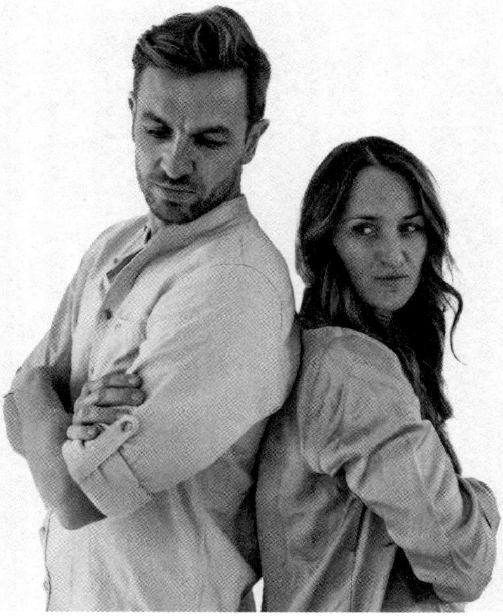

PRÄVENTION

Im Film »Die Wunderübung« des österreichischen Regisseurs Michael Kreihsl wird wunderbar dargestellt, dass es selbst ein stark zerstrittenes Paar unterstützt, wenn sie sich gemeinsam gegen etwas oder jemanden zusammentun können. Deswegen lasst uns an dieser Stelle doch mal zusammen mit einem Augenzwinkern auf Sündenböcke zeigen. Let's gang up!

UNSERE ELTERN SIND SCHULD!

Es gibt ja (anscheinend) diese Beziehungen, in denen es meistens friedlich zugeht. Wenn dort Konflikte aufkommen, können sie konstruktiv, wertschätzend und vielleicht sogar mit einer Prise Humor gelöst werden. Und dann gibt es Beziehungen, in denen jede Kleinigkeit zu einem Mörderkonflikt führt, wo es gerne auch mal eskaliert und wo es die Partner unfassbar schwer haben, wieder zueinanderzufinden.

Das hat nur sehr bedingt etwas mit der wahren Liebe zu tun. Denn unser Beziehungsverhalten lässt sich vor allem mit unserem Bindungsstil erklären. Und daran sind unsere Eltern schuld. Kleiner Scherz am Rande! Denn natürlich geht es hier nicht darum, einen Schuldigen zu suchen, damit du dich aus der Verantwortung ziehen kannst. Tatsächlich aber hat die Beziehungserfahrung mit deinen primären Bezugspersonen einen erheblichen Einfluss darauf, wie du dich heute in Beziehungen und folglich auch in Konfliktsituationen verhältst. Und diese primären Bezugspersonen sind in den meisten Fällen eben die eigenen Eltern.

Die wohl wichtigste Referenz hierfür sind die Ergebnisse der Entwicklungspsychologin Mary Ainsworth. In ihrem Fremde-Situation-

Experiment untersuchte man Ende der 1970er-Jahre Mütter und ihre 12 bis 18 Monate alten Kinder. Dazu kamen die Frauen mit ihren Kleinkindern in einen fremden Raum mit Spielsachen. Kurz darauf betrat eine der Mutter und dem Kind unbekannte Person das Zimmer, die sich zunächst im Hintergrund aufhielt, dann aber Kontakt zum Kind aufnahm. Daraufhin wurde die Mutter aufgefordert, den Raum zu verlassen und drei Minuten später wiederzukommen. Die Forschergruppe untersuchte, wie sich die Kinder verhielten, und stellten vier unterschiedliche Reaktionsmuster fest. Darauf basierend formulierten sie die vier Bindungsstile.

Die vier Bindungsstile und ihr Einfluss auf unser Beziehungsverhalten

Die Entstehung von Bindungsstilen und deren Einfluss auf unsere heutigen Beziehungen ist sicherlich ein Buch für sich wert. Ohne Anspruch auf Vollständigkeit für dieses spannende und komplexe Feld möchte ich dir an dieser Stelle aber dennoch gerne die von Ainsworth und ihrem Forschungsteam ermittelten vier Stile und den Einfluss auf das heutige Beziehungsverhalten skizzieren. Denn dadurch lassen sich superspannende Erkenntnisse über unser Konfliktverhalten gewinnen und entsprechende Vorkehrungen als Paar treffen, um vollkommen unnötige Eskalationen größtenteils zu vermeiden.

Die sichere Bindung

Sicher gebundene Menschen sind definitiv die Glückskinder. Etwa 60 Prozent aller Menschen sollen eine sichere Bindung aufweisen.
Verhalten im Experiment: Sicher gebundene Kinder beginnen relativ schnell, den Raum und die Spielsachen zu erforschen, nutzen die Mutter aber als sicheren Hafen und holen sich immer wieder Rückversicherung, beispielsweise durch Körper- oder Augenkontakt. Die Mütter geben dem Kind die Möglichkeit, den Raum zu erforschen und aufkommende Schwierigkeiten zunächst selbst zu lösen, ohne es

damit alleine zu lassen. Wenn die Mutter den Raum verlässt, beginnt das Kind zu weinen und lässt sich von der fremden Person *nicht* vollständig trösten. Wenn die Mutter den Raum wieder betritt, lässt sich das Kind von der Mutter schnell wieder beruhigen und nimmt das Spiel dann wieder auf.

Heutiges Beziehungsverhalten: Sicher gebundene Menschen haben ein gesundes Selbstvertrauen und können sich in Beziehungen öffnen, Nähe zulassen und ihrem Gegenüber vertrauen. Sie können gut für ihre eigenen Bedürfnisse und Grenzen einstehen und zugleich ihrem Gegenüber Raum lassen. Sicher gebundene Menschen können Fehler verzeihen und sagen, was sie denken – und zwar genau so, wie sie es meinen. Natürlich haben auch sicher gebundene Menschen Krisen oder schmerzhafte Trennungen, generell erleben sie ihre Beziehungen aber als bereichernd und gewinnbringend. Wenn zwei sicher gebundene Menschen ein Paar sind, kommen sie sehr wahrscheinlich nicht zu mir, denn dann läuft das Zusammensein tatsächlich in den allermeisten Fällen harmonisch und aufkommende Konflikte können konstruktiv geklärt werden.

Die unsicher-ambivalente Bindung

Menschen mit einer unsicher-ambivalenten Bindung klammern in Beziehungen häufig und neigen zu Eifersucht. Etwa 30 Prozent der Menschen sollen unsicher-ambivalent gebunden sein.

Verhalten der Kinder im Experiment: Das unsicher-ambivalente Kind ist stark auf die Mutter fixiert, stark im Explorationsverhalten eingeschränkt und zeigt ein hohes Maß an Misstrauen sowohl gegenüber der Mutter als auch gegenüber der fremden Person im Raum. Wenn die Mutter das Zimmer verlässt, reagiert das Kind entweder mit Wut oder passiv. Wenn die Mutter zurückkehrt, lässt sich das Kind nicht von ihr trösten und verhält sich ihr gegenüber einerseits wütend, sucht aber auch ihre Nähe (es klettert beispielsweise auf ihren Arm, schlägt aber nach ihr).

Die Mütter haben in der Regel Schwierigkeiten, die Bedürfnisse des Kindes zu lesen, und reagieren zeitverzögert oder gar nicht. Ihr Verhalten gegenüber ihren Kindern schwankt von freundlich und zugewandt bis hin zu Ignoranz oder Strafe. Ihr Verhalten ist für die Kinder wenig verlässlich, häufig sind sie auch emotional für ihre Kinder nicht verfügbar.

Heutiges Beziehungsverhalten: Unsicher-ambivalente Erwachsene suchen in ihren Beziehungen viel Bestätigung und können nur schwer darauf vertrauen, vom Gegenüber auch wirklich geliebt zu sein. Häufig ist die Grundannahme verinnerlicht, nicht gut genug und nicht liebenswert zu sein und sich Liebe verdienen zu müssen. In ihrer Beziehung haben sie ein hohes Bedürfnis nach Nähe und müssen sich immer wieder rückversichern. Das kann typischerweise in Eifersucht und einem erhöhten Kontrollbedürfnis, aber auch in sehr hohen Forderungen Ausdruck finden. Unsicher-ambivalent Gebundene tendieren dazu, die Bedürfnisse des Partners, der Partnerin über die eigenen zu stellen. Sie sind außerdem ständig versucht, sich dem/der anderen und seinen/ihren Vorstellungen anzupassen. Sie sind sehr wachsam und beziehen das Verhalten des Gegenübers auf sich. Wenn sie zurückgestoßen werden, strengen sie sich meistens noch mehr an.

Die unsicher-vermeidende Bindung

Unsicher-vermeidende Menschen sehnen sich häufig nach Nähe, neigen jedoch dazu, das Gegenüber wegzustoßen, wenn es zu nah wird. Etwa fünf Prozent der Menschen sollen unsicher-ambivalent gebunden sein.

Verhalten der Kinder im Experiment: Das unsicher-vermeidende Kind beginnt beim Betreten des Raums sofort, diesen zu erforschen, und hört auch nicht damit auf, wenn die Mutter das Zimmer verlässt. Die fremde Person wird als bedingungsloser Ersatz akzeptiert. Mithilfe der Messung des Cortisolgehalts im Speichel konnte aber gezeigt werden, dass diese Kinder durchaus gestresst sind, auch wenn sie es nicht offen zeigen. Wenn die Mutter den Raum wieder betritt, wird sie ignoriert und der Körperkontakt wird abgelehnt. Mütter von unsicher-vermeidenden Kindern sind meistens wenig empathisch und wenig feinfühlig und zeigen wenig emotionale Zuwendung gegenüber dem Kind. Stattdessen sind häufig Anzeichen von Ärger sowie ein Mangel an Unterstützung für das Kind zu sehen.

Heutiges Beziehungsverhalten: Die/Der unsicher-vermeidende Erwachsene verhält sich in Beziehungen meistens paradox: Einerseits sehnt es sie/ihn nach Nähe, anderseits sorgt sie/er dafür, das Gegenüber auf Distanz zu halten. Häufig sind diese Menschen zu Beginn einer Beziehung emotional verfügbar, verlieren dann aber schnell das Interesse. Innerlich fehlt ihnen häufig das Vertrauen, dass Beziehungen positiv sind, und sie befürchten, sowieso nur wieder verletzt zu werden. Eben weil sie sich einerseits nach Nähe sehnen, diese aber auch als maximal bedrohlich erlebt wird, kommt es in Beziehungen häufig zu einem dramatischen Hin und Her und der Tendenz, aus kleinen Konflikten riesige Dramen zu machen. Unsicher-vermeidende Menschen zeichnen sich in ihrem Beziehungsverhalten durch ein hohes Autonomiebedürfnis aus.

Die desorganisierte Bindung

Menschen mit einem desorganisierten Bindungsstil haben selten langfristig stabile Beziehungen und wenn, dann sind die dauerhaft von großen Dramen geprägt. Etwa fünf Prozent von uns sollen diesen Bindungsstil aufweisen.

Verhalten der Kinder im Experiment: Die Kinder verhalten sich in dem Experiment diffus – sowohl bezüglich ihres Bindungsverhaltens als auch auf der Verhaltensebene. Die beobachteten Verhaltenssequenzen stehen häufig in keinem Zusammenhang (die Kinder drehen sich beispielsweise dreimal im Kreis, wenn die Mutter den Raum betritt, um dann ihre Nähe zu suchen). Bezeichnend ist, dass sich kein Muster im Bindungsverhalten zeigt. Die Mütter sind häufig stark verängstigt und bringen überzufällig häufig selbst traumatische Bindungserfahrungen mit. Im Kontakt mit ihrem Kind sind sie oft zurückweisend und vernachlässigend bis hin zu körperlicher und emotionaler Vernachlässigung oder gar Misshandlung.

Heutiges Beziehungsverhalten: Menschen mit desorganisiertem Bindungsstil konnten in ihrer Kindheit keinen einheitlichen Bindungsstil entwickeln und erleben Beziehungen häufig als bedrohlich. Häufig gibt es in ihren Beziehungen Achterbahnen der Gefühle mit nicht endenden großen Dramen und vielen Verletzungen. Ihre Beziehungen sind selten langfristig stabil.

Und was können wir daraus lernen?

Vielleicht findest du dich und deine Partnerin oder deinen Partner in einem der vier Bindungstypen wieder? Das ist super, denn dann hast du einen hilfreichen Ansatzpunkt, um eure Konfliktdynamik zu durchbrechen.

Conrad und ich haben es als megagewinnbringend erlebt, uns auf der Ebene auszutauschen und gegenseitig Hinweise zu geben, was wir in Konfliktmomenten vom anderen brauchen. Ich habe beispielsweise einen unsicher-vermeidenden Bindungsstil und für Conrad war es eine große Entlastung zu hören, dass mein häufiger Rückzug nur sehr bedingt etwas mit ihm oder meiner Liebe zu ihm zu tun hat(te), sondern vielmehr Ausdruck meiner eigenen Angst war und ist. Das hat es ihm ermöglicht, mir erst mal den Raum zu geben, den ich brauche, um dann aber trotzdem wieder auf mich zukommen zu können (wonach ich mich in der Tiefe ja sehne).

Und mir hat es geholfen zu verstehen, dass das Drama, das da gerade mal wieder in meinem Kopf aktiv war und ist, nur sehr bedingt daran liegt, dass Conrad ein Arschloch und die Beziehung zum Scheitern verurteilt ist – sondern eben an meiner Tendenz, mich rauszuziehen, sobald es mir zu nah wird. Außerdem erwischte ich mich selbst bei der

Tendenz, immer doch noch einen Aufhänger zu finden, Streit anzuzetteln, wann immer Conrad versuchte, sich mir emotional zu nähern – und zwar ganz egal, wie toll er sich mir gegenüber verhalten hat. Ausgestattet mit diesem Wissen, konnte ich ganz anders in unsere Gespräche gehen und/oder auch wieder leichter auf Conrad zugehen, nachdem ich ihn mal wieder auf Distanz gedrückt hatte.

Auch mein Verhalten in den Konflikten selbst änderte sich. Ein echter Gamechanger war es, Conrad zuzuspielen, dass ich wahrscheinlich gleich wieder einen Aufhänger finden werde, um einen Streit vom Zaun zu brechen, sobald ich merkte, dass ein Teil in mir jetzt lieber flüchten möchte: »Conrad, sehr wahrscheinlich werde ich in den kommenden fünf Minuten versuchen, einen Streit anzufangen – denn gerade wird es nah, und das macht mir Angst. Also nimm es nicht persönlich, okay?«

Das brachte Humor in unsere bisherigen Dramen und erleichterte es Conrad, das Ganze nicht persönlich zu nehmen – sondern schlicht und ergreifend als einen Ausdruck meines Bindungsstils.

Das Wissen um eure Baustellen ist der erste Schritt, sie anzugehen. Außerdem kann es helfen, all die Dramen nicht mehr so ernst zu nehmen und euch als Paar weniger davon bedrohen zu lassen. Ganz einfach, weil ihr wisst, dass es sich nur um eine alte Strukturierung handelt, die ihr gemeinsam definitiv und so was von durchbrechen könnt.

EUER GESCHLECHT IST SCHULD!

In meinem persönlichen Prozess im Rahmen der Wiederbelebung der Beziehung zu Conrad war es unfassbar wichtig, ein Gefühl dafür zu bekommen, was bei Conrad abläuft, und inwiefern wir uns dahingehend unterscheiden. Dabei musste ich feststellen, dass wir unterschiedlicher nicht sein könnten und dass superviele unserer Konflikte einfach im mangelnden Wissen über das andere Geschlecht wurzeln. Deswegen finde ich, dass wir es an der Stelle nicht auslassen sollten, auch darüber zu sprechen, inwiefern das Wissen über unsere Geschlechtsunterschiede ein wichtiger Präventionsfaktor für unsere Beziehung sein kann.

Der amerikanische Paar- und Familientherapeut John Gray postuliert, dass Frauen und Männer eine ganz andere Kultur des Miteinanders haben. Wenn Frauen ein Problem haben, suchen sie Kontakt. Männer eine Lösung. Nur wenn er alleine nicht weiterkommt, geht er in den Kontakt, der dann gewinnbringend ist, wenn er danach wieder neue Ideen für eine Lösung hat.

Auf diese Weise entsteht einer der häufigsten Konflikte zwischen den Geschlechtern: Wenn eine Frau mit einem Problem an einen Mann herantritt, denkt der: »Sie scheint alleine nicht mehr weiterzukommen. Sie sucht Hilfe bei einer Lösung.« Also bietet er ihr Lösungen an. Das ist für die Frau aber maximal unbefriedigend, denn sie will sich ja erst mal »nur« mitteilen und austauschen – und eigentlich noch gar nichts lösen. Also redet sie einfach weiter über ihr Problem. Wenn sie seine Lösungen nicht annimmt, fühlt er sich unwirksam und wird entweder ungeduldig, wütend oder er zieht sich wieder zurück.

Wenn Männer mit Lösungen nicht mehr weiterkommen, ziehen sie sich gerne in ihre Höhle zurück, um dort die perfekte Antwort für sich zu finden. Oder sie lenken sich mit Fußball oder Nachrichten ab, weil es einfach zu viel geworden ist. ER macht also den Fehler, in seiner Höhle kein Mitgefühl dafür zu haben, wie es IHR mit seinem Verhalten geht.

SIE macht den Fehler, SEIN Verhalten auf sich zu beziehen. Denn sie kann es überhaupt nicht nachvollziehen: Als Frau würde sie eine geliebte Person niemals im Moment der Not allein lassen. Während er sich zurückzieht, entspricht es vielmehr ihrem Naturell, sich zu öffnen, sich mit ihren Gefühlen und Gedanken zu zeigen. Sie möchte gemeinsam laut nachdenken, um im Austausch eine Lösung zu finden.

Ein Portfolio an Konfliktpotenzial – einfach nur basierend auf den unterschiedlichen Tendenzen der Geschlechter. Die gute Nachricht ist aber auch hier: Wenn wir um diese Tendenzen wissen, können wir mit ihnen arbeiten.

Für mich war es beispielsweise Gold wert zu wissen, dass Conrads Rückzug nichts mit mir zu tun hat. Dass das *nicht* der eindeutige Beweis dafür ist, dass ich ihm augenscheinlich egal bin. Stattdessen konnte ich erkennen, dass sein Rückzug seine Form ist, mit Stress umzugehen. Das hat mir geholfen, milde auf ihn zu blicken und sein Verhalten nicht persönlich zu nehmen. Außerdem hat es mich mega entlastet, dass das nicht an *meinem* Mann liegt. Sondern einfach eine männliche Tendenz ist. Wenn wir uns dieser Dinge bewusst sind, können wir sie auf den Tisch packen und offen darüber ins Gespräch gehen, warum wir was tun. Und was wir uns vom anderen wünschen würden. Hier sind ein paar Vorschläge für euch:

Für ihn

- Hör auf, ihr Lösungen vorzuschlagen! Dein Job ist eigentlich ein ganz einfacher: Höre einfach nur zu. Stelle zwei, drei offene Rückfragen, nicke und bleib mit deiner ganzen Aufmerksamkeit dabei. Das ist alles, was sie will.
- Schenke ihr mindestens einmal am Tag deine volle Aufmerksamkeit: kein Handy, kein TV, nichts nebenbei, einfach nur voller Fokus auf sie. Stell ihr eine offene Frage über sie, über ihren Tag, und höre interessiert zu.
- Entwickle ein Verständnis dafür, dass dein Rückzugsverhalten für sie kränkend ist.
- Zeige dich daher transparent, wenn du Rückzug brauchst. Informiere sie, was du tun wirst und wie lange das voraussichtlich dauern wird – und versichere ihr, dass das nichts mit ihr zu tun hat, beispielsweise so: »Ich muss kurz darüber nachdenken.« Oder so: »Schatz, jetzt rattert es in meinem Kopf. Ich brauch erst Pause,

damit ich dir wieder gut zuhören kann. Lass uns heute Abend weiterreden.« Um dann auch aus eigener Initiative das Gespräch wieder aufzugreifen.

- Lovely Reminder: Sie braucht Aufmerksamkeit, um sich von dir geliebt zu fühlen.

Für sie

- Höre auf, ihn ständig zu kritisieren. Natürlich sollen deine wichtigen Punkte Gehör finden. Bringe diese aber in einem zielführenden und konstruktiven Setting ein. Checke dafür den Abschnitt »Der Gesprächsauftakt« (siehe ab Seite 165).
- Bring ihm im Alltag Wertschätzung für die Dinge entgegen, die er tut: Ein Mann fühlt sich geliebt, wenn er sich in der Beziehung wirksam und kompetent fühlt.
- Akzeptiere sein Bedürfnis nach Rückzug in die Höhle und übe dich darin, es nicht persönlich zu nehmen.
- Lovely Reminder: Er braucht Wertschätzung, um sich von dir geliebt zu fühlen.

EURE EMOTIONEN SIND SCHULD!

»Emotionen« und »Gefühle« werden oft als Synonym verwendet. Tatsächlich besteht zwischen den Begriffen aber ein sehr großer und sehr, sehr wichtiger Unterschied. Und diese Unterscheidung vornehmen zu können, war für Conrad und für mich einer der wichtigsten Gamechanger, um eskalierenden Konflikten vorzubeugen.

Was sind eigentlich Emotionen – und was Gefühle?

Emotionen sind das Wiederauftauchen von alten, angestauten, meist schmerzhaften Erfahrungen, Erinnerungen und Gefühlen, die wir häufig runterschlucken mussten, weil wir sie in dem Moment nicht aussprechen oder leben konnten oder durften. Emotionen stammen immer aus der Vergangenheit und sind meistens unbewusst. Sie bilden eine Art von Schmerzkörper. Wenn wir in diesem Schmerzkörper berührt werden, wird es meistens hitzig: Wir fühlen uns häufig missverstanden, machen Vorwürfe, wollen der anderen die Schuld geben. Auch körperlich fühlt es sich meistens eher eng, beklemmend und bedrohlich an. Wenn wir emotional sind, sind wir in einem alten Schmerz gefangen, der nur sehr selten etwas mit der aktuellen Situation zu tun hat. Stattdessen wird die Wucht der schmerzhaften Erfahrungen aus den letzten Jahrzehnten aufgewühlt und in dem Moment reaktiviert.

Emotionen stammen immer aus der Vergangenheit. Gefühle dagegen finden in der Gegenwart statt. Wir sind im Hier und Jetzt, in Verbindung mit uns und damit auch mit dem anderen. Wir können uns zeigen und mitteilen, ohne ihm die Schuld geben zu müssen, und fühlen uns deswegen häufig auch verstanden. Dadurch entstehen Verbindung, Nähe und Vertrauen.

In Beziehungen werden wir häufig mit Emotionen überflutet und haben die Tendenz, unseren Partner dafür verantwortlich zu machen. Dabei hat die Reaktivierung unseres Schmerzkörpers in den allerwenigsten Fällen wirklich etwas mit dem aktuellen Moment und mit der Person zu tun, die uns gerade gegenübersteht. Wenn wir emotional sind, dann drohen Konflikte schnell zu eskalieren.

Deswegen ist es einer der wichtigsten präventiven Schritte, zu lernen, zwischen Emotion und Gefühl zu unterscheiden. Denn vor der Wucht der Emotionen sollten wir die Paarbeziehung schützen. Das Gegenüber kann meistens überhaupt gar nichts dafür! Und es ist wichtig, uns dahingehend zu trainieren, die Verantwortung für unsere Emotionen zu uns zurückzuholen.

Für Conrad und mich wurde es eine Art Pausengong, wenn einer von uns sagen konnte: »Ich bin emotional.« Denn dann war klar, dass sich die emotionale Person erst einmal selbstverantwortlich um sich selbst und um ihre Emotionen kümmern kann. Wichtig ist es, den Emotionen dann auch wirklich Raum zu geben und sie nicht einfach wegzudrücken. Diana Richardson empfiehlt an der Stelle, in eine körperliche Aktivität zu gehen, denn Emotionen sitzen im Körper – und zu tanzen, sich zu schütteln, zu laufen oder kalt zu duschen.[18] So kommst du wieder in den Kontakt zu dir und zu deinen Gefühlen, die im Jetzt sind. Von wo aus du wieder konstruktiv mit deinem Liebsten in den Kontakt gehen kannst.

LEITPLANKEN FÜR EURE KONFLIKTPRÄVENTION

Es ist ein superwichtiger Schritt, sich über die Faktoren bewusst zu werden, die uns in unserem Konfliktverhalten beeinflussen. Lasst uns jetzt gemeinsam darauf schauen, welche Leitplanken ihr euch als Paar auf einer strukturellen Ebene vorbeugend installieren könnt, damit euch diese Komponenten im nächsten Konflikt nicht mehr so sehr aus der Bahn hauen.

Kommunikationskultur

Eine gelungene Kommunikationskultur ist individuell. Daher kommt hier die herzliche Einladung, auf 08/15-Kommunikationsregeln zu pfeifen und eure *eigenen* aufzustellen.

Durch eure individuellen Dynamiken und euren Bindungsstil braucht ihr mitunter komplett verschiedene Dinge. Und genau darüber solltet ihr zuallererst sprechen. Frag dich:

- Was brauchst du, damit du dich sicher fühlst?
- Was brauchst du, damit du dich öffnen kannst?
- Was brauchst du, damit du dich gehört fühlst?
- Was brauchst du, damit du dich im Gespräch wertgeschätzt fühlst?

- Was kannst du selbst dazu beitragen?
- Wie kann dein Gegenüber dich darin unterstützen?
- Was sind No-Gos für dich, wenn dein Gegenüber spricht?
- Was sind No-Gos für dich, wenn dein Gegenüber dir zuhört?

Leitet darauf basierend eure individuellen Sprecher- und Zuhörerregeln ab und übt euch in der im Love-Hack N° 8 (siehe Seite 96 f.) vorgestellten Gesprächsstruktur.

Strukturen schaffen

Gerade wenn sich schon destruktive Dynamiken eingeschlichen haben und Konfliktgespräche dazu tendieren auszuarten, ist es eine richtig gute Idee, sich auf eine feste Struktur für den Gesprächsablauf festzulegen. Auch hier bin ich der festen Überzeugung, dass es nicht den einen richtigen Weg gibt, sondern dass ihr als Paar rausfinden dürft, was für euch stimmig ist. Folgende drei »Agenda-Punkte« sollten aber auf jeden Fall vorkommen:

Abkotzen

Schafft euch regelmäßig Raum, in dem ihr es euch gegenseitig gestattet, einfach mal abladen zu dürfen. Das ist wichtig im Sinne der Paarhygiene: Was raus ist, ist raus. Und was immer unterdrückt wird, fängt irgendwann unter der Oberfläche an zu eitern. Definiert einen festen zeitlichen Rahmen und stellt einen Timer, damit diese Zeit auf keinen Fall überschritten wird. Meine Empfehlung ist es, auf keinen Fall länger als fünf Minuten abzukotzen, damit der/die Zuhörende nicht zu sehr in Anspruch genommen wird. Wenn es mehr gibt, was ihr abzuladen habt, könnt ihr ja zeitnah einen weiteren Durchgang machen.
Für den Sprecher gibt es hier bewusst keine Regeln. Es sei denn, der Zuhörer formuliert No-Gos. Diese müssen dann unbedingt gewahrt werden. Als Zuhörer:in ist es extrem wichtig, eine Schicht Teflon aufzutragen: Führe dir vor Augen, dass du das, was dein Gegenüber gleich ablässt, nicht persönlich nehmen musst. Sorge dich gut um

dich. Schau, dass du bequem und entspannt sitzt, entspannt weiteratmest und dich zwischendrin immer mal wieder auf den Kontakt konzentrierst, den du zum Boden oder zu deiner Sitzgelegenheit hast. Bleib mit deiner Aufmerksamkeit da, aber vor allem gut bei dir selbst.

Wechselt danach unbedingt die Rollen. Beide müssen zu Wort kommen! Wenn das aus welchen Gründen auch immer nicht möglich sein sollte, lasst diese Einheit besser weg.

Arbeiten

Bestimmt eine feste Zeiteinheit, in der ihr konstruktiv an einem Thema arbeitet und beispielsweise eine neue Aufgabenverteilung besprecht, einen Wochenplan erstellt oder Shit-Box-Themen clustert. Vor allem für junge Eltern mit kleinen Kindern ist meine Empfehlung, darauf zu achten, dass dieser Slot nicht zu lang dauert. Vereinbart lieber häufigere Einheiten, wenn es aktuell viel zu besprechen gibt. Sonst lauft ihr Gefahr, dass die Arbeitseinheit als mühselig und anstrengend erlebt wird – und das solltet ihr vermeiden.

Es darf Spaß machen und es darf schön sein. Richtet euch deswegen entsprechend ein: Vielleicht wollt ihr eine Kerze anzünden, eine Flasche Wein aufmachen, schöne Musik laufen lassen … Schenkt euch eine positive innere Haltung, denn dann wird eure Session sicherlich konstruktiv.

Etwas Schönes

Achtet auf jeden Fall darauf, dass ihr euer Zusammenkommen mit etwas Schönem abschließt – was auch immer das für euch ist. Der Abschluss darf ausgiebig und intensiv sein. Es dürfen aber auch Kleinigkeiten sein, etwa indem ihr euch eine Minute in die Augen schaut, euch drei Dinge sagt, die ihr aneinander schätzt, oder euch einfach nur mit einem simplen, aber aufrichtigen »Dankeschön« für dieses Gespräch bedankt.

Findet für diese drei Punkte den Ablauf, der zu euch passt. Ich weiß beispielsweise von mir: Wenn ich erst mal angefangen habe, mich in etwas reinzudrehen (also abzukotzen), fällt es mir superschwer, wieder konstruktiv zu arbeiten. Deswegen starten Conrad und ich *nie* mit dem Abkotzen, sondern mit etwas Schönem, Verbindendem. Dann arbeiten wir, dann kommt der Abkotz-Slot und danach dann noch mal kurz etwas Schönes.

Ich habe aber auch schon mit Paaren zusammengearbeitet, die es förmlich gebraucht haben, erst mal Dampf abzulassen, bevor sie sich den Dingen konstruktiv zuwenden konnten. Findet euren Ablauf! Wichtig ist nur, dass ihr mit etwas Schönem schließt.

Timing

Laut Peter Fraenkel, amerikanischer Paartherapeut, ergeben sich die meisten Probleme innerhalb einer Partnerschaft durch Unterschiede im jeweiligen Tempo oder Lebensrhythmus der Partner:innen und dem damit verbundenen Unterschied in den Temperamenten. Fraenkel legt diese Hypothese anhand vieler Paare dar, die bei ihm in Behandlung waren, und erörtert, dass jedes Thema (Finanzen, Freizeitgestaltung, Kindererziehung, Zukunftsplanung), über das sich Paare streiten, mit dem Synchronisieren der jeweiligen Tempi zu lösen sei.[19]

Als ich das das erste Mal gelesen habe, dachte ich mir: »Schwachsinn! Das ist doch viel zu einfach gedacht. Die Amis halt mal wieder ...« Tatsächlich musste ich mir aber eingestehen, dass ich Fraenkels Hypothese im Laufe unserer Wiederbelebungsphase mehr und mehr abgewinnen konnte.

Wenn Conrad und ich uns gestritten haben, zog er sich meistens zu einem Zeitpunkt raus, an dem ich noch total aufgeheizt war (er musste das Tempo reduzieren, ich war noch Vollgas auf 180). Gut, dafür hätte ich noch viele gute andere Erklärungen finden können (Dynamik, Geschlechtsunterschied, Bindungsstil). Dann aber passierte Folgendes: Meistens war *er* dann derjenige, der wieder auf mich zukam, während *ich* diejenige war, die noch nicht bereit war, wieder in Kontakt zu gehen (aka: Ich hab gemauert). Das hat ihn wiederum in den Rückzug gebracht, sodass er für mich, wenn *ich* bereit war, wieder auf ihn zu zugehen, nur seine kalte Schnauze übrighatte. Und das hat dann wiederum dazu geführt, dass ich mir wieder dachte: »Naja, dann f*ck dich doch!«

So häufig hatten wir Abende, an denen er um 21.30 Uhr auf mich zukam, ich ihn aber zurückwies. Und ich lag dann um 22.30 Uhr allein im Bett, weil er vor lauter Rückzug lieber auf dem Sofa schlafen wollte, und hätte mir gewünscht, dass er jetzt seinen Anlauf machen würde ... Ich denke, das kann man durchaus als Timing-Problem deklarieren.

Für Conrad und mich war es auch hier eine superwichtige Präventionsmaßnahme, uns über unsere unterschiedlichen Tempi zu unterhalten, um Konflikte nicht eskalieren zu lassen.

Für unsere Deeskalation wurde es zentral, dass ich ihm signalisiere, dass ich seinen Rettungsversuch durchaus sehe, aber gerade einfach noch nicht so weit bin.

Ich bin ein großer Fan davon, für so etwas Zeichen zu vereinbaren, die auch im hohen Erregungszustand noch ausgeführt werden können und dem/der anderen Orientierung geben. Damit Conrad also beispielsweise weiß: »Okay, sie sieht meine gute Absicht, ist aber noch nicht so weit (aka: Ich muss es nicht persönlich nehmen). Ich versuche es später noch einmal.« Das hilft ihm dabei, nicht in den Rückzug zu gehen.

Was sich außerdem richtig gut für uns etabliert hat, ist, dass ich mich proaktiv an ihn wende, wenn ich merke, dass ich so weit bin, simpel mit den Worten: »Ich bin jetzt so weit.« Dann kann er seinen Rettungsversuch wiederholen und ich kann ihn in den allermeisten Fällen auch annehmen.

Falls du also auch vor dem Problem stehst, dass du einfach nicht an deinen Partner rankommst, könnte das vielleicht auch daran liegen, dass ihr unterschiedliche Tempi habt. Dass sie vielleicht einfach noch eine Weile braucht oder er einfach etwas zu schnell ist. Oder daran, dass er es lieber langsam und gechillt angehen möchte, während sie die Tendenz hat, immer Vollgas zu geben – oder umgekehrt. Sprecht doch mal darüber. Bei uns hat es sich gelohnt.

Der Gesprächsauftakt

Bei 96 Prozent aller Gespräche entscheiden die ersten zwei bis drei Minuten über ihren Verlauf.[20] Ist der Gesprächsauftakt positiv und wertschätzend, ist das Gespräch es mit einer Wahrscheinlichkeit von 96 Prozent auch. Ist die Art und Weise, wie wir ins Gespräch gehen, vorwurfsvoll, aggressiv oder feindselig, wird das Gespräch mit 96-prozentiger Wahrscheinlichkeit scheitern. Fast jedes Gespräch endet also so, wie es beginnt. Der Gesprächsauftakt ist daher ein absolut unterschätztes Mittel für eine konstruktive Konfliktkultur.

Tatsächlich ist es so, dass 80 Prozent aller Konfliktgespräche von Frauen eröffnet werden.[21] Die möchten nämlich deutlich häufiger den Status quo verändern, während Männer häufig keinen Anlass sehen, etwas zu verändern, solange es in ihren Augen kein akutes Problem gibt.[22]

Da Frauen häufiger die heiklen Themen ansprechen, neigen sie allerdings auch häufiger zu einem groben Auftakt. Die meisten – und da nehme ich mich definitiv nicht aus – machen schon den ersten folgenden Fehler: Wenn sie wegen einem Thema XY frustriert sind, investieren sie zuerst noch mal selbst.

Beispiel: Sie ist unzufrieden, dass er die Küchenoberflächen nicht sauber macht, wenn er die Küche aufräumt. Statt rechtzeitig und noch wohlwollend darüber mit ihm ins Gespräch zu gehen, beginnt sie, die Oberflächen selbst nachzuputzen. Das macht sie dann eine Weile, in der Hoffnung, dass er dadurch lernt, dass zum Küchendienst auch das Abwischen der Oberfläche dazugehört. Das tut er aber nicht! Im Gegenteil: Für ihn besteht überhaupt keine Notwendigkeit, die Arbeitsoberfläche abzuwischen. Das macht sie ja schließlich immer. Remember: »Solange es kein Problem gibt, muss ich auch nichts ändern.«

Irgendwann platzt ihr dann der Kragen. Dann fängt sie an zu motzen, zu meckern und zu schimpfen. Bei ihr hat sich Frust angestaut, von dem er gar nichts mitbekommen hat.

Wenn wir Frauen motzen, führt das bei den allermeisten Männern aber nur dazu, dass sie ein Stück zurückgehen. Woraufhin wir noch vehementer werden. Und sie noch weiter weggehen. Willkommen in der Abwärtsspirale!

Es ist also superwichtig, dass wir – vor allem wir Frauen (und noch mal: Ich nehme mich da nicht aus!) – rechtzeitig aktiv werden und ein Augenmerk darauf richten, wie wir den Gesprächsauftakt gestalten. Bei 96 Prozent Wahrscheinlichkeit für Aussicht auf Gewinn ist es das definitiv wert, oder? Folgende Punkte solltest du beachten, damit der Gesprächsauftakt positiv wird:

1. Autonomie: Informiere darüber, dass du ein Anliegen hast, und frage nach, ob er gerade Zeit hat, dir zuzuhören. Beispielsweise so: »Hey, Schatz. Du, ich hab da ein wichtiges Thema, das ich gerne mit dir besprechen würde. Hast du einen Moment Zeit für mich?« Wenn er verneint, frage ihn nach einem guten Zeitpunkt, an dem ihr miteinander sprechen könnt.
2. Rahmen setzen: Erkläre, was du konkret von ihm brauchst, etwa so: »Ich würde dir gerne einfach erst mal erzählen. Es wäre toll, wenn du mir einfach nur zuhören würdest. Ist das in Ordnung?«
3. Catch him! Du willst, dass er dir an den Lippen klebt und bereit ist, alles für dich zu tun? Dann solltest du bei der Gesprächseröffnung unbedingt berücksichtigen, was eine Veränderung für *ihn* interessant macht.

   Das ist echt heißer Scheiß und ein wahnsinnig wichtiger Aspekt, den wir viel zu häufig vergessen: Wenn wir mit unserem Partner, unserer Partnerin reden, haben wir meistens nur *unser* Anliegen im Kopf. *Uns* stört etwas, wir denken, wir haben recht – und dass es jetzt darum geht, unser Recht durchzusetzen. SPOILER: Das wird dich nicht weiterbringen! Lass uns daran erinnern, dass Veränderung immer anstrengend ist. Keiner bringt gerne Energie auf, wenn er es nicht muss. Aber jede:r bringt unfassbar gerne richtig viel Energie auf, wenn er weiß, wofür!

Eine meckernde Frau ruhig zu kriegen, *kann* eine Motivation sein. Aber sicherlich nicht die, die wir uns als meckernde Frau am Ende wirklich wünschen. Deswegen lohnt es sich, darüber Gedanken zu machen, was es braucht, damit *er* motiviert ist, etwas für *uns* zu verändern.

Conrad ist beispielsweise Typus Ritter. Er liebt es, seiner holden Maid in einem Moment der Not eine Heldentat zu Füßen zu legen. Dann fühlt er sich wirksam, gebraucht und geliebt. Und er hat es mit der toughen Macherin an seiner Seite diesbezüglich wirklich nicht leicht. Aber! Wenn ich ihn zu einer Veränderung bewegen möchte, eröffne ich das Gespräch folgendermaßen: »Conrad, ich hab da ein echtes Problem und ich fürchte, ich schaff es ohne deine Hilfe nicht. Würdest du mir bitte kurz zuhören, damit wir besprechen können, ob du mich unterstützen kannst?«

Das wirkt! Seine Augen machen BLING, BLING, er wird sofort hellwach und hört mir zu. Und genau darum geht es. Wir dürfen in allererster Instanz dafür Sorge tragen, dass er *Lust* hat, sich mit uns über etwas zu unterhalten.

Jetzt bin ich mit meinem Ritter Conrad natürlich sehr gesegnet, und ich weiß auch, dass es viele Frauen gibt, die jetzt sagen: »Also mein Typ würde schreiend wegrennen, wenn ich ein Gespräch so eröffnen würde …« Macht nichts, dann finde heraus, was *ihn* motiviert. Was macht für ihn eine Veränderung interessant?

Hier sind ein paar Beispiele, die in meinem Beratungsalltag immer wieder gut funktioniert haben:

(S)eine Motivation	Eine passende Gesprächseröffnung
Freiheit, Autonomie	»Hey, Schatz, du, ich hab da eine Idee, wie du dir deine Zeit für dich endlich wieder freier einteilen kannst. Hast du Lust, davon zu hören?«
Leichtigkeit	»Hey, Schöner, sag mal, vermisst du manchmal auch die Zeit ohne Kinder? Als alles einfach irgendwie leichter war? (...) Ich auch! Du, ich hab da eine Idee, was wir tun könnten, um uns dem wieder zu nähern. Soll ich dir davon erzählen?«
Mehr gute Zeit mit dir	»Hey, Honey, hey, ich vermiss dich. Ich hätte so gerne wieder mehr Zeit mit dir. Schöne Zeit, ohne Streit und Stress. Was meinst du? Fehlt dir das auch? Cool – hey, ich hab mir Gedanken gemacht, wie wir das hinkriegen. Soll ich dir davon erzählen?«

Wenn du ein Gespräch *so* eröffnest, wird er dir zuhören!
Und weißt du, was das Spannende ist? Du kannst in *allen* hier aufgezählten Varianten am Ende einen Putzplan verkaufen. Verkaufspsychologisches Know-how: Du musst zuerst das »Haben-Wollen« erzeugen. Und das hast du mit diesem Auftakt. Dann kannst du das Produkt in den richtigen Rahmen setzen: »Mit einem Putzplan können wir es schaffen, dass das Haus sauber ist, wenn die Kinder schlafen, dann haben wir abends wieder mehr Zeit füreinander .../hast du mehr Zeit für dich/haben wir weniger Stress/hast du mir wirklich geholfen.«

Und ja, das ist eine Form der Manipulation. Aber wie einer meiner wichtigsten Lehrer Veit Lindau an dieser Stelle antworten würde: Wenn du nur an ihm rummeckerst, manipulierst du ihn auch. Nämlich dahingehend, dass er dir nicht zuhören wird. Veit hat einen wichtigen Punkt: Wir manipulieren unsere Umwelt immer. Also lasst es uns doch wenigstens so einsetzen, dass es unserem Glück zuträglich ist.

4. Lass ihn kommen! Männer lieben es, Lösungen zu finden. Also lassen wir sie doch Lösungen finden! Wenn die Veränderung für ihn interessant ist und du dich dann ohne Vorwurf authentisch mit dem zeigst, was du dir wünschst, wird er es lieben, dafür Lösungen zu finden. Lass ihm Raum für seine Kompetenz. Und er wird ihn einnehmen. Er wird ihn nutzen. Und du wirst es lieben, wenn er es versucht oder gar schafft. Und so gewinnen am Ende beide.

DEESKALATION

Selbst wenn alles vorbesprochen und vorbereitet ist, werden Konflikte aufkommen. Selbst wenn ihr euch eurer Dynamik bewusst seid, werden Konflikte aufkommen. Es dauert schließlich eine Weile, bis das Feld von hinten so aufgeräumt ist (Beziehung stärken, Dynamiken erkennen und durchbrechen …), dass es vorne nicht mehr knallt. Und das kann extrem frustrierend sein, wenn man das Gefühl hat, man macht und tut ja schon die ganze Zeit. Und nichts davon so wirklich zu wirken scheint. Und einem die Konflikte immer noch um die Ohren knallen. Das war auch unser persönlich härtester Knochen.

Deswegen finde ich es wichtig, sich darauf vorzubereiten. Wie wollen beziehungsweise können wir noch miteinander umgehen, wenn ein Streit aufkommt und wenn er droht zu eskalieren? Und wie können wir dafür Sorge tragen, dass der Schaden miniminiert wird? Hierfür habe ich dir zwei Ansatzpunkte mitgebracht: einen FBI-erprobten. Und eine etwas klassischere Paartherapie-Übung: die Exitstrategie.

FBI-ERPROBTE DEESKALATIONSTECHNIKEN

Als junge Therapeutin hatte ich in einer Gruppentherapiesitzung eine sehr heikle Situation: Zwei so richtige Kerle – groß, tätowiert, toughe Jungs – bekamen sich im Austausch in die Haare und plötzlich ging alles ganz schnell. Auf einmal standen sie mitten im Raum, bauten sich voreinander auf, ihre Stimmen wurden lauter – und ich, als kleine Psychologin, stand dazwischen und hab irgendwie versucht, mir Gehör zu verschaffen. SPOILER: was nicht geklappt hat. Der Streit zwischen den beiden eskalierte, Fäuste flogen, der eine verließ fluchtartig den Raum, der andere sackte zusammen, während die anderen Teilnehmer:innen völlig neben sich standen oder laut anfingen zu weinen. Ich war totaly lost!

Ich machte mir noch lange Gedanken darüber, was ich hätte tun können, um selbst als kleine, zierliche Frau etwas dazu beitragen zu können, dass zwei immer aggressiver werdende Männer *nicht* eskalieren. Im Rahmen dessen beschäftigte ich mich mit dem Behavioral Change Stairway Model (BCSM) – das dem Training von FBI-Eliteeinheiten zugrunde liegt, um gefährliche, eingefahrene Situationen verbal zu deeskalieren.[23]

Es sollte einige Zeit vergehen zwischen diesem Vorfall in der Psychiatrie, meiner damaligen Literaturrecherche und dem Moment, in dem ich wirklich etwas damit anfangen konnte. Tatsächlich schoss es mir wieder in den Sinn, als ich mich in einem Konflikt gegenüber Conrad mal wieder wie die letzte Gettobitch verhalten hatte. Und da schoss mir plötzlich diese FBI-Methode in den Sinn. Und ich dachte mir. »Hey, wenn es den Jungs und Mädels möglich ist, selbst eine aggressive, bewaffnete Person dazu zu bringen, zu kooperieren, dann müsste das bei mir doch auch funktionieren, oder? Vielleicht ist *das* ja ein guter Fahrplan, den ich Conrad an die Hand geben kann, um Konflikte zu deeskalieren?«

Einen Versuch war es wert, also tauchte ich noch mal tiefer in das Behavioral Change Stairway Model ein.

Das Behavioral Change Stairway Model

Das revolutionäre am Ansatz von Gary Noesner[24], der früher selbst FBI-Agent war und später Agent:innen in deeskalierender Kommunikation ausbildete, war, dass die Emotionen beim Aggressor nicht weiter ausgeklammert wurden, sondern genau hierauf verständnis- und respektvoll eingegangen wurde. Womit er bahnbrechende Ergebnisse erzielte!

Noesner trainierte seine Agent:innen dahingehend, zunächst einmal die Situation zu erfassen, und das mithilfe eines bekannten Klassikers: dem Aktiven zuhören! Da ich das Gähnen bei dem einen oder der anderen hören kann, kurz vorweg: Kann ich verstehen. Wer braucht denn heute noch etwas zum aktiven Zuhören? Aber ich liebe die Art und Weise, wie Noesner gängige Tools auslegt, und freue mich, sie dir auf alltägliche Paarbeispiele übertragen zu dürfen.

Schritt 1: Aktives Zuhören

Noesner sieht das aktive Zuhören als das machtvollste Tool, um das Gegenüber zu einer Verhaltensveränderung zu bewegen. Er beschreibt eindrücklich, wie durch das aktive Zuhören selbst die emotional aufgewühlteste Person dahingehend unterstützt werden kann, sich selbst mit ihren Gedanken und Gefühlen zu sortieren und damit runterzufahren. Lass uns also anschauen, wie altbekannte Tools von Profis ausgelegt werden, um selbst die harten Jungs und Mädels runterzufahren:

Tool 1 – Paraphrasieren mit Fokus auf die Emotion: Hier geht es darum, dem Gegenüber zu signalisieren: »Ich verstehe«, indem ohne Bewertung in eigenen Worten zusammengefasst wird, was man hört – laut Noesner die machtvollste Möglichkeit, um jemanden zu entwaffnen. Noesner empfiehlt, dabei den Fokus auf die Emotion zu legen. Denn wenn Emotionen benannt werden, statt sie runterzureden oder zu ignorieren, nimmt das beim Gegenüber automatisch Wind aus den Segeln. Für den Verhandler bringt das einen großen Vorteil: Wenn wir uns darauf konzentrieren, die Emotionen des Gegenübers zu erfassen, macht uns das automatisch rationaler.[25]

Straßenbeispiel:
»Ich knall euch alle ab!«
»Sie haben Angst, dass wir Sie verletzen, verstehe ich das richtig?«

Paarbeispiel:
»Ich hab keinen Bock mehr auf den Scheiß!«
»Du hast Angst, dass es sich nie ändern wird. Ist es das, was du sagen möchtest?«

Tool 2 – offene Fragen: Durch offene Fragen können wir signalisieren, dass wir wirklich an unserem Gegenüber interessiert sind. Diese Varianten funktionieren sowohl für die Straße als auch für die Paarbeziehung: »Magst du mir mehr davon erzählen?« Oder: »Ich bin unsicher, ob ich dich richtig verstanden habe – aber ich möchte dich gerne verstehen. Kannst du mir helfen und das noch mal genauer erklären?«

Tool 3 – Ich-Botschaften: Ein Klassiker, der unter Noesners Interpretation für mich noch mal einen ganz neuen Glanz bekommen hat. Denn er empfiehlt, durch Ich-Botschaften die gute Absicht zu signalisieren, zeitgleich aber das Problemverhalten indirekt anzusprechen, indem man die »Schuld« auf die eigene Kappe nimmt. Also anstatt »Hör auf, mich anzuschreien!« zu sagen: »Ich versuche, dich zu verstehen, aber wenn du mich anschreist, ist es schwer für mich, dir zuzuhören.« So sagst du der Person, ohne sie anzugreifen, was sie tun soll.

Schritt 2: Empathie zeigen

In dieser Stufe geht es darum, die Erkenntnisse, die wir aus dem aktiven Zuhören gesammelt haben, zusammenfassend darzulegen. So signalisieren wir unserem Gegenüber, dass wir seine Perspektive verstehen.

Schritt 3: Rapport herstellen

Durch das aktive Zuhören und die Empathie ist im besten Fall Vertrauen zwischen beiden entstanden. Wichtig ist an der Stelle, dass das Gegenüber sein Gesicht wahren kann. Das schaffen wir, indem wir den positiven gemeinsamen Nenner an der Situation finden und ihn benennen. Im Paarkontext könnte das beispielsweise sein: »Gut, dass ich jetzt noch mal verstanden habe, wie wichtig dir das ist.«

Dann geht es darum, unser Gegenüber wieder ins selbe Boot zu holen, indem wir die gemeinsame Absicht rausfinden. Auf der Straße ist das meistens, dass niemand verletzt werden möchte. Könnte für den Paarkontext auch verwendet werden. Oder beispielsweise, dass man sich vor den Kindern nicht streiten möchte.

Schritt 4: Einfluss

Wenn Rapport hergestellt ist, sind wir als Verhandler:in an dem Punkt, einen Vorschlag einbringen zu können. Wichtig ist hierbei, dass wir unser Gegenüber bei der Findung von potenziellen und realistischen Lösungen miteinbeziehen.

Schritt 5: Verhaltensänderung

Erst wenn die vier vorangegangenen Schritte erfolgt sind, können wir das Verhalten des Gegenübers verändern. Hier können wir Lösungen einbringen.

Zusammengefasst könnten die Schritte 2 bis 5 also in etwa so klingen: »*Liebling, ich sehe, die Sache mit dem Müll macht dich richtig wütend. Und ich bin froh, dass ich jetzt noch mal verstanden habe, worum es dir hier wirklich geht: Du fühlst dich nicht wertgeschätzt und ich sehe das. Okay? Ich sehe, dass wir weiter darüber sprechen müssen. Aber ich frage mich, ob jetzt, hier vor den Kindern, der richtige Moment dafür ist. Wie siehst du das? (…) Mein Vorschlag ist, wir reden weiter, wenn die Kinder schlafen. Was meinst du? (….) Gut, dann lass uns jetzt runterkommen. Und später reden wir weiter. Okay?*«

Ich muss ganz ehrlich sagen, dass ich am Anfang absolut begeistert war von der Idee, meinen Mann einfach in FBI-Skills auszubilden, damit er künftig unsere Konflikte deeskalieren kann. Den Vorteil, den FBI-Agent:innen aber haben: Sie machen ihren Job! Dadurch sind sie leichter in einer gesunden Distanz zum Aggressor. Und eben sehr viel mehr in der gesunden erwachsenen Frequenz als ein Ehemann, dessen Frau wegen dem Müll ausrastet. Das eigentliche Problem bei uns war, dass Conrad durch meine Wut getriggert wurde – und selbst in eine destruktive Dynamik verfiel. Aber wenn wir *das* durchbrechen können, können wir auch wieder richtig nice and smooth die FBI-Techniken anwenden. Conrad hat dieser Ansatz auf jeden Fall geholfen, es sportlich zu sehen. Und vielleicht auch so ein bisschen wie ein echt reales Rollenspiel. Die Realität war auch, dass es natürlich gerade am Anfang ziemlich holprig war, wenn er seine auswendig gelernten Sätze zu mir sagte. Und häufig hat das dann nicht gerade dazu beigetragen, dass ich runtergefahren bin. Aber weil er drangeblieben ist, konnte ich irgendwann den Liebesbeweis darin erkennen, dass er es überhaupt versucht. Und das hat es mir wiederum erleichtert, mich darauf einzulassen. Was ihn wiederum in seiner Selbstwirksamkeit gestärkt hat – und ich also am Ende zusammenfassend sagen kann: Die FBI-Reise war es für uns auf jeden Fall wert.

EXITSTRATEGIEN

Selbst mit FBI-Deeskalation-Skills kann es vorkommen, dass sich das Gegenüber einfach nicht beruhigt. Und/oder dass du merkst, dass du bis jetzt zwar lange ruhig und in der gesunden erwachsenen Frequenz bleiben konntest, es aber langsam beginnt, auch bei *dir* zu kippen. Dann solltest du das nicht übergehen und dringend rechtzeitig aktiv werden. Oder du merkst, dass du getriggert bist und/oder es die Situation einfach nicht hergibt, weil die Kinder danebenstehen. Dann muss eine andere Strategie her. Und das ist die Exitstrategie. Die Exitstrategie ist eine Technik, um einen Konflikt in Liebe zu unterbrechen und damit die Konfliktklärung erst mal zu vertagen, bis bei beiden die Emotionen wieder runtergekocht sind. Hierfür braucht es aber zunächst ein wenig Vorbereitung.

Die Vorbereitung

Plant euch einen gemeinsamen Abend, an dem ihr es euch schön macht. Bereitet euch jeweils auf dieses Treffen vor, indem ihr eure Vision von der Beziehung aufschreibt und ein Symbol mitbringt, das diese Vision für dich repräsentiert. Achte nur darauf, dass es etwas ist, das immer gut in die Hosentasche passt. Ein Schmuckstück, das du immer tragen kannst, ist auch eine gute Idee. Conrad und ich hatten uns damals zwei Steine ausgesucht und ihnen einen festen Platz in unserer Wohnung gegeben. Um das Passende zu suchen, könnt ihr gerne schon mal gemeinsam losziehen, beispielsweise zu einem schönen Waldspaziergang oder zu einem Bummel in der Stadt.

Kommt also vorbereitet mit der Vision und mit eurem jeweiligen Symbol zu eurem Date. Bei diesem Date nimmst dann beispielsweise zuerst du dein Symbol in die Hand und erzählst deinem/deiner Liebsten von deiner Vision. Damit »lädst« du das Symbol mit der Vision auf. Wenn du fertig bist, überreichst du das Symbol deinem Partner, deiner Partnerin das erste Mal bewusst. Führe dir vor

Augen, was du übergibst: deine Vision. Das darf ein andächtiger Moment voller Liebe sein.
Wechselt anschließend die Rollen und findet einen guten Platz für eure Symbole.

Der richtige Einsatz

Dieses Symbol könnt ihr ab dann einsetzen, wenn eine:r von euch merkt, dass ein Gespräch gerade in die falsche Richtung geht und/oder ihr gerade nicht dazu in der Lage seid, es aus der gesunden erwachsenen Frequenz zu führen. Die Idee dahinter ist, sich mit der Übergabe des Symbols im übertragenen Sinn zu sagen: *»Was wir gerade tun, dient nicht mehr meiner Vision für unsere Beziehung. Lass uns hier einen Punkt machen und später wieder zusammenkommen, wenn wir wieder konstruktiv über all das hier sprechen können.«*
Diese Worte müsst ihr nicht aussprechen. Ihr sagt sie mit der Übergabe des Symbols. Dabei ist es superwichtig, dass die Übergabe aus einer liebevollen Frequenz heraus geschieht, so wie in der Vorbereitung!
Tatsächlich haben Conrad und ich nämlich genau diesen Fehler gemacht: Wenn Conrad sein Exit gesetzt hat, hatte das immer eher den Beigeschmack von »Eat that shit!«.
So ist es *nicht* gemeint! Betrachtet das Setzen der Exitstrategie als liebevolle Erinnerung daran, dass du an die Vision der Beziehung glaubst. Und dass du gerade merkst, dass der aktuelle Verlauf dieser Vision nicht mehr dient. Und dass du das Gespräch deswegen an dieser Stelle pausieren möchtest. Mit der Übergabe deines Exitsymbols sagst du deinem Gegenüber: Ich glaube an uns. Ich will unsere Vision wahr werden lassen. Deswegen an der Stelle ein Stopp. Die Übergabe des Exitsymbols ist keine Strafe und keine fancy Variante des Fingerpointings, sondern ein Liebesbeweis für die Beziehung.
Wichtig finde ich es an der Stelle auch noch zu betonen, dass du nicht die Erwartung haben solltest, dass es dein Gegenüber toll finden wird, wenn du die Exitstrategie einsetzt.

Die Wahrheit ist: Ich hasse es jedes Mal, wenn Conrad das tut. Denn es ist ein kleines Sterben, sich einzugestehen, dass man sich mal wieder verrannt hat. Und ich bin ihm im Nachhinein jedes Mal dankbar, *wenn* er es getan hat. Sofern ich darauf vertrauen kann, dass er dann das Gespräch auch wieder aufgreift. Denn wie sagte John Gray in einem Podcast-Interview so trefflich: »Zu einem Streit gehören immer zwei. Aber einen Streit beenden muss jeder für sich.«

Die wichtigsten Exitregeln

- Das Symbol soll in Liebe und in Verbindung mit eurer Vision überreicht werden. NICHT im Sinne von: Eat that shit!
- Das Gespräch ist mit dem Setzen des Symbols beendet! Kein Hinterher-Gekeife. Keine weiteren Diskussionen. Einfach: ENDE!
- Die Verantwortung für das Wiederaufgreifen des Gesprächs liegt bei dem-/derjenigen, die/der das Symbol gesetzt hat.
- Haltet euch auf dem Laufenden: Wenn ihr morgens aufwacht, aber bisher kein Raum für das Gespräch da war, kann der/die Verantwortliche beispielsweise sagen: »Hey, meine Liebste, ich weiß, da ist noch dieses Thema. Ich vergesse es nicht, versprochen. Lass uns heute Abend darüber reden, okay?«

Gerade wenn ihr eine explosive und emotionale Dynamik habt, ist es gut, wenn ihr euch jeder für sich noch über zwei weitere Dinge im Voraus Gedanken macht:

- Was mache ich, nachdem ich den Exit gesetzt habe?
- Was mache ich, nachdem ich den Exit gesetzt bekommen habe?

Setzt euch gerne gegenseitig darüber in Kenntnis.

Wenn die Kinder *darunter leiden*

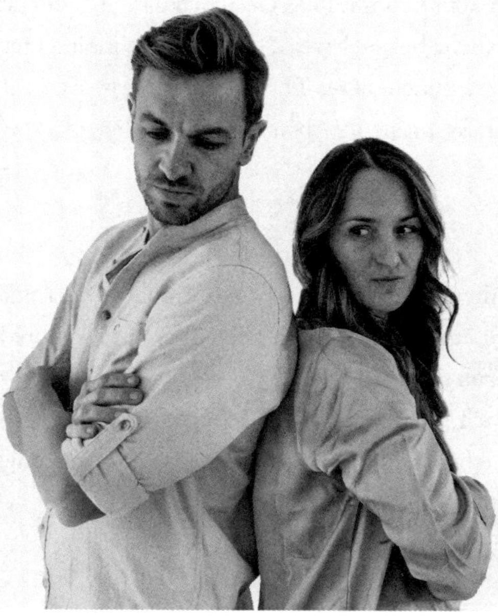

WAS STREIT MIT UNSEREN KINDERN MACHT

Tatsache ist: Wenn Paare Eltern werden, steigt das Konfliktpotenzial um 50 Prozent.[26] Auswertungen zeigen, dass sich das erhöhte Konfliktpotenzial hauptsächlich durch Themen ergibt, die das Kind betreffen (Schule, Erziehung). Das Miterleben von Konflikten wie diesen sind für Kinder besonders bedrohlich,[27] da sie augenscheinlich Anlass für den Konflikt der Eltern sind. Im Alter zwischen drei und sechs Jahren nehmen Kinder die Schuld für den elterlichen Konflikt generell auf ihre Schulter. Ab dem sechsten bis etwa zum achten Lebensjahr beginnen sie dann damit, sich auf die Seite eines Elternteils zu stellen.

Wie du dir sicher schon denken kannst, hat das keinen positiven Einfluss auf unsere Kinder und auf ihre Entwicklung: Klar ist, dass Gewalt zwischen den Eltern das Risiko für kindliche Störungen um den Faktor 5 bis 7 erhöht.[28] Dabei interkorreliert die Art der Störung, die das Kind entwickelt, mit der Form von Konflikt, die zwischen den Eltern vorherrscht: Wenn die Eltern offen-aggressive Konflikte austragen, erhöht das bei Kindern das Risiko für externalisierende Störungen (hyperaktive, impulsive oder aggressive Verhaltenstendenzen). Wohingegen Kinder von Eltern mit einem passiv-aggressiven Konfliktstil ein erhöhtes Risiko für internalisierende Symptome aufweisen (wie Depressionen, Ängste, Selbstwertprobleme).[29]

Studien zeigen auch, dass sich Kinder nicht an die Elternkonflikte gewöhnen, sondern im Gegenteil auf jeden neuen Konflikt noch gestresster reagieren.[30] Kinder, die zu Hause vielen Konflikten ausgesetzt sind, reagieren zudem auch auf andere Streitsituationen außerhalb der Familie emotionaler und körperlich mit mehr Stress, Anspannung und Angst und zeigen eine erhöhte Wahrscheinlichkeit für aggressives Verhalten.[31]

Häufig zeigt sich auch die Spannung zwischen den Eltern im Problemverhalten des Kindes. Wenn die Mutter den Vater beispielsweise gerade richtig bescheuert findet, ihm eh nichts zutraut und ständig über alles die Augen rollt, was er tut, kann das darin münden, dass das Kind den Vater anschreit, wenn er es anziehen will. Dadurch wiederum wird der Papa bedrohlich wütend, was alle in ihrer Annahme bestätigt. Diese Verhärtung führt dann meistens dazu, dass die Mutter noch wütender auf den Vater wird, weil der es ja ganz augenscheinlich wirklich so überhaupt gar nicht hinbekommt. Die Fronten verhärten sich – und ein Teufelskreislauf beginnt.[32]
Die spannende Frage, die sich Eltern an dieser Stelle stellt:

DÜRFEN WIR UNS VOR UNSEREN KINDERN STREITEN?

Generell lässt sich sagen, dass Kinder sehr feine Antennen für Spannungen haben, sodass sie die Reibungen auch mitbekommen, selbst wenn der Konflikt nicht offen ausgetragen wird. Tatsächlich ist es für Kinder häufig eher irritierend und potenziell belastender, wenn sie die Spannungen zwar deutlich spüren, aber dennoch von allen Seiten gute Miene zum bösen Spiel gemacht wird.[33] Daher kann man schlussfolgern: Wenn Spannungen zwischen den Eltern bestehen, ist es gut, wenn sie vor dem Kind besprochen werden, solange die Konfliktklärung konstruktiv verläuft. Das bedeutet vor allem, dass das Kind erlebt, dass sich die Eltern weder emotional noch körperlich bedrohen und dass der Konflikt am Ende abgeschlossen wird. Das bedeutet nicht zwangsläufig, dass das Thema für das Paar vollends geklärt sein muss, aber dass man sich beispielsweise vor dem Kind darauf einigt, das Thema zu einem späteren Zeitpunkt noch mal aufzugreifen.

Der Erregungszustand eines Kindes erhöht sich extrem, wenn sich seine Eltern streiten. Damit es sich wieder entspannen kann, ist es daher wichtig, dass diese einen für das Kind klar erkennbaren Punkt setzen und es mitbekommt: »Es ist vorbei. Sie kümmern sich darum. Es geht ihnen gut. Mama kümmert sich um sich. Papa ist für mich da – ich kann wieder entspannen.«

Tatsächlich ist es so, dass Eltern eine unfassbar wichtige Modellfunktion für die Konfliktklärung haben. Im Positiven wie im Negativen. Ich weiß zum Beispiel ganz genau, dass das obligatorische Türenknallen meiner Kinder, wenn sie wütend sind, auf meinem Bockmist gewachsen ist. Denn … ratet mal, was ich tue, wenn ich wütend bin??? Ganz genau: Ich knalle Türen.

Als Eltern stehen wir quasi nonstop unter Beobachtung und unsere Kinder kopieren uns in allem. Das kann sich negativ auswirken, wie bei uns mit dem Türenknallen. Aber darin liegt natürlich auch eine unfassbare Chance. Denn wenn wir unseren Kindern vorleben, wie Konflikte konstruktiv und Nähe schaffend gelöst werden können, gewinnen alle.

… Wenn! …

Wenn das Wörtchen »wenn« nicht wär …

Denn genau hier liegt ja eben superhäufig das Problem: dass wir das nicht mehr gebacken bekommen. Das mit dem Konstruktiven.

Daher: Ja, streitet euch vor den Kindern! Und legt euch eine Blacklist an mit Themen, von denen ihr wisst, dass ihr hier nicht mehr konstruktiv bleiben könnt. Sucht euch dann ein imaginäres Haustier aus, das diese Blacklist repräsentiert. Zum Beispiel eine kläffende Bulldogge oder einen nervig-plappernden Papagei. Jedes Mal, wenn ein Thema der Blacklist aufkommt, stellt euch vor, dass dieses Haustier den Raum betritt. Das ist an und für sich nicht schlimm. Jedes Paar hat so ein Viech im Keller versteckt. Jedes Paar hat solche Themen. Jedes Paar hat seine Blacklist. Schlimm ist, wenn ihr es zulasst, dass sich das Getier mitten auf den Esstisch setzt und es eskaliert.

Also stellt euch alle diese potenziell eskalierenden Themen als ein imaginäres Haustier vor. Und dann gebt dem auch gerne einen Namen. Und jedes Mal, wenn eins der Themen aufkommt, sagt bitte mindestens einer von euch: »Ach, schau mal. Da ist ja schon wieder Heinz-Dieter. Diese fette, nervige Bulldogge schon wieder. Die will uns doch schon wieder ans Bein pissen. Ich schick die mal eben raus.« Und dann weiß der andere: Dieses Thema heben wir uns für später auf.
Erlaubt es euch, dem Ganzen ein bisschen den Dramafaktor zu nehmen: Alle Elternpaare haben so eine Blacklist. Ein imaginäres Haustier ermöglicht es euch, diese Themen als etwas zu betrachten, das außerhalb von euch ist. Es bringt euch in eine Distanz. Und es nimmt dem Ganzen auch ein wenig die Bedrohlichkeit. Denn mit einem Haustier können wir umgehen. Ein Haustier können wir zähmen und trainieren. Und genau das gilt es, für euch zu tun. Und ich weiß, dass es dafür manchmal eine Person braucht, die einem liebevoll in den Arsch tritt. Und deswegen bin ich mal so frei und übernehme das für dich.

EIN ARSCHTRITT!

Ich weiß, dass hinter jedem eurer Konfliktpunkte sehr wahrscheinlich ein alter Schmerz steckt. Und den dürft ihr euch in aller Liebe und Fürsorge anschauen. Und der ist es auch definitiv wert, gehört zu werden, auch von deinem Partner oder deiner Partnerin. Aber bitte führt euch vor Augen, dass ihr euch in den allermeisten Konfliktfällen kloppt, als wärt ihr zwei kleine Kinder, und zwar darum, wer recht hat. Das geht aber auf Kosten eurer Kinder. Und das ist nicht okay. Bitte führt euch die Verantwortung vor Augen, die ihr für eure Kinder habt! Sie sind euch und diesem Streit schutzlos ausgeliefert. Sie können dem nicht entkommen! Und sie leiden darunter.

Daher: Trainiert eure fette Bulldogge! Übt euch darin, eskalierende Konflikte zu unterbrechen. Ihr *müsst* lernen, eure Impulse zu kontrollieren. Und falls alles bisher Besprochene noch nicht dazu beigetragen haben sollte, dass du beziehungsweise ihr es schafft, einen Konflikt vor euren Kindern nicht mehr eskalieren zu lassen, dann habe ich hier jetzt noch was für dich. Aber Achtung, it's in your face. Es tut weh. Auch für mich war es damals ein Stich mitten ins Herz, der aber dringend notwendig war:

Terry Real, ein bekannter amerikanischer Paartherapeut, sagt an der Stelle ganz deutlich: Ja, es gibt Menschen, die keine Impulskontrolle haben. Aber die sitzen häufig lebenslänglich hinter Gittern oder in der geschlossenen Psychiatrie. Dazu gehörst du sehr wahrscheinlich nicht, oder? Du *hast* eine Impulskontrolle und du hast eine Verantwortung!

Führe dir vor Augen, dass es für dein Kind keinen Unterschied macht, ob du deinen Partner anschreist – oder dein Kind direkt. Sei dir dieser Verantwortung bewusst und nutze deine Impulskontrolle, um es zu unterbinden.

Folgendes schlägt Real dafür vor: Lege dir ein Foto von deinem Kind an einen festen Platz in deinem Haus, am besten an einen stillen Ort, an den du dich zurückziehen kannst, wenn sich ein Konflikt anbahnt, beispielsweise das Badezimmer. Nutze deine Impulskontrolle, um dich an diesen Ort zurückzuziehen. Und dann schau dir das Bild deines Kindes an und sprich laut aus: »Ich weiß, was ich im Inbegriff bin zu tun, wird dich verletzen. Aber jetzt gerade ist mir meine Wut wichtiger als du.«

Autsch! Das ist keine Wahrheit, die ich leben möchte. Und du?

Wir schaden unseren Kindern durch offene und aggressive Konflikte. Der Streit zwischen Eltern zählt zu den drei Erfahrungen, die Kinder am traurigsten stimmen.[34]

Es *muss* aufhören. Wenn schon nicht eurem Seelenfrieden zuliebe, dann zum Wohle eurer Kinder. Seid euch dieser Verantwortung bewusst. Ich hoffe sehr, dass ihr mit diesem Buch Ideen sammeln könnt, eure Konflikte konstruktiv zu gestalten oder mindestens zu vertagen. Aber Hand aufs Herz: Sehr wahrscheinlich ist es euch wie den allermeisten Elternpaaren schon passiert, dass ihr euch vor euren Kindern gestritten habt oder dass ihr als Paar einfach Stress miteinander hattet und die Kinder das zu fühlen bekamen. Lasst uns daher an der Stelle doch auch noch mal darauf schauen, wie ihr in diesem Fall mit eurem Kind ins Gespräch gehen könnt, um es aus der Verantwortung für den ganzen Schnodder zu holen.

DEIN KIND AUS DER VERANTWORTUNG HOLEN

Kinder sind superhäufig die Symptomträger für die elterliche Spannung. Sie zeigen mehr Problemverhalten, wenn die Eltern in einem Konflikt sind, als in Phasen, in denen es harmonisch zugeht. Das ist zum einen das Salz in der Wunde. Zum anderen aber auch ein guter Aufhänger, um mit den Kindern ins Gespräch zu gehen. Wenn es nach meinem Geschmack geht, am besten transparent, authentisch und in voller Verantwortung für den ganzen Schnodder, der da leider auch auf dem Teller deines Kindes liegt. Hier sind ein paar Punkte, die skizzieren, wie du vorgehen kannst, um dein Kind aus der Verantwortung zu holen.

Für eine gute Ausgangssituation sorgen

Zunächst ist es zentral, dass wir als Erwachsene für ein Setting sorgen, in dem wir gut mit unseren Kindern in Kontakt sind. Hier sind Kinder verschieden: Bei manchen geht das über Spiel, bei anderen über Kuscheln, über Toben oder Nägel-Lackieren. Finde heraus, was dein Kind braucht, um sich im Kontakt zu dir zu entspannen. Wenn ein Kind signalisiert, dass es für das Gespräch nicht bereit ist, solltest du das akzeptieren. Und prüfen, wie du den Kontakt herstellen kannst.

Außerdem ist es zentral, selbstkritisch zu prüfen, ob du das Gespräch gerade wirklich dem Kind zuliebe führen willst oder ob es darum geht, dich selbst von Schuld zu befreien. Oder noch schlimmer: um dich in deiner Meinung zu bestätigen, dass der/die andere ein Arschloch ist. Beides sollte weder die Absicht noch das Ziel einer solchen Unterhaltung sein. Damit würdet ihr alles nur noch schlimmer machen.

Signalisiere dem Kind: Ich sehe dich!

Wenn du in einem guten Kontakt mit deinem Kind bist, sprich sein Problemverhalten an und signalisiere, dass du verstehst, dass dahinter eigentlich etwas anderes steckt. Du musst noch nicht wissen, was. Hier darfst du supergerne auch einfach Hypothesen anbieten. Wichtig ist, dass du signalisierst: »Ich sehe dich mit deinen eigentlichen Beweggründen. Mit deiner Sorge, mit deinen Spannungen und Unsicherheiten«, indem du im Gespräch auch nur und ausschließlich das adressierst. Sprich: Ihr redet erst mal nicht über zugeschmetterte Türen, sondern um den emotionalen Ausdruck, der dahintersteht.

Beispielsweise so: »Hey, können wir kurz über den Ausraster gestern im Badezimmer sprechen? … Hier ist grade so viel Spannung. Ich kann mir vorstellen, dass dich das ganz schön anstrengt, oder?«

Wenn sich dein Kind mit seinem wahrhaftigen Beweggrund zeigt, validiere das, beispielsweise indem du sagst: »Ich find's so schön, dass du dich damit zeigst.« Oder: »Ich kann das so gut verstehen. Das klingt wirklich anstrengend.«

Bringe dich dosiert (!) mit ein

Eine gute Form, um dem Kind die Last von den Schultern zu nehmen, ist, dich dosiert (!!!) einzubringen. Bitte verstehe das nicht als Einladung, deinem Kind von deinem Leid klagen zu können, denn das ist ein klares NO-GO! Mit dem dosierten Einbringen meine ich vielmehr, dass du dich authentisch zeigst und zeitgleich die volle Verantwortung zu dir holst. Beispielsweise so:

»Hey, mir geht es da ganz ähnlich. Ich finde das auch superanstrengend. Weißt du, Mama und Papa haben es einfach nicht gelernt, wie man gut mit Wut umgehen kann. Aber ich will es lernen. Papa und ich wollen es lernen.«

Volle Verantwortung zu dir

Hol in dem Gespräch immer wieder die volle Verantwortung zu dir und zu euch, indem du deinem Kind signalisierst, dass eure Streitigkeiten nicht es betreffen. Sondern daran, dass ihr nicht gelernt habt, zu streiten. Erspare ihm Details über eure Beweggründe und Schmerzpunkte. Das hat bei eurem Kind nichts verloren! Betone stattdessen immer wieder, dass ihr euch gemeinsam darum kümmert. Dass das nicht seine Aufgabe ist. Und dass du dir von ihm wünschst, dass es Kind bleibt.
Wiederholt das immer wieder mantraartig, auch im Alltag: Erinnere dein Kind daran, dass es Kind bleiben soll. Und dass du dich kümmerst. Und dass es dir das größte Geschenk damit machen kann, wenn es einfach ein glückliches Kind ist.

DEN KINDERN ZULIEBE NUN TRENNEN ODER ZUSAMMENBLEIBEN?

Superviele Paare stehen vor dem Entscheidungsdilemma, dass sie ihren Kindern zwar einerseits keine Scheidung, andererseits aber auch nicht die ewigen Streitereien zumuten möchten. Häufig stehen sie auch vor der Herausforderung, dass beide schon lange unglücklich in der Beziehung sind und sie eigentlich nur noch die Kinder verbindet. Und es steht die große Frage im Raum, ob davon eigentlich irgendjemand noch irgendetwas hat. Oder ob man den Kindern am Ende dadurch nur ein richtig schlechtes Beziehungsmodell beibringt.

Ob man sich der Kinder zuliebe letztendlich besser trennt oder doch zusammenbleibt, ist sicherlich etwas, das jedes Paar individuell entscheiden muss – basierend auf den aktuellen Umständen, den vorhandenen Ressourcen und natürlich und vor allem auf der Grundlage des aktuellen Status quo der Beziehung. Lass uns doch aber gemeinsam einen Blick in die Forschung werfen, um ein paar allgemeine Antworten zu bekommen:

Klar ist, dass eine Scheidung oder eine Trennung für alle Beteiligten eine Krise ist. Natürlich und vor allem auch für ein Kind. Vor allem in den ersten zwei Jahren weisen Scheidungskinder signifikante Beeinträchtigungen in vielen Entwicklungsbereichen auf: Schulschwierigkeiten, emotionale Probleme (Ängste oder Depression), auffälliges Sozialverhalten, niedrige soziale Integration (etwa wenige Freunde) oder ein negatives Selbstbild.[35]

Allerdings bleiben diese Schwierigkeiten nach zwei Jahren nur bei 10 bis 25 Prozent der Scheidungskinder weiter bestehen. Außerdem zeigt die Welt der Daten auf, dass sich Scheidungskinder nach zwei Jahren nicht mehr signifikant von Nicht-Scheidungskindern unterscheiden, was ihre psychosoziale Entwicklung anbelangt.[36]

Auf gut Deutsch: Am Anfang ist eine Scheidung natürlich hart für die Kinder. Aber nach zwei Jahren verlaufen sich bei 75 bis 90 Prozent die negativen Auswirkungen und sie unterscheiden sich hinsichtlich ihrer psychischen Gesundheit nicht mehr von Nicht-Scheidungskindern.

Allerdings scheint eine Scheidung sehr wohl das spätere Beziehungsleben betroffener Kinder zu prägen. So geben Scheidungskinder signifikant häufiger an, unzufrieden mit ihrer eigenen Beziehung zu sein. Außerdem zeigt sich eine erhöhte Bereitschaft, eine Beziehung voreilig zu beenden – und ein signifikant höheres Scheidungsrisiko.[37]

Über das Ausmaß der emotionalen und psychischen Belastung eines Scheidungskindes entscheidet vor allem das Konfliktniveau zwischen den Eltern.[38] Wenn diese sich innerhalb der Beziehung sehr viel gestritten haben, leiden die Kinder weniger unter der Scheidung oder erleben sie mitunter sogar als Erleichterung. Wohingegen eine Scheidung aus heiterem Himmel für die Kinder sehr viel belastender ist. Außerdem zeigt sich, dass weniger die Scheidung als Ereignis per se die entscheidende Rolle für die Entstehung von psychischen Beeinträchtigungen spielt, sondern vielmehr die Konflikte rund um die Trennung.

Demgegenüber stehen die Ergebnisse, dass Kinder aus nicht geschiedenen, aber sehr konfliktreichen Familien durchschnittlich stärkere und vor allem längerfristige Probleme aufweisen als Scheidungskinder.[39]

Das heißt also: Gerade wenn ihr euch scheidet, ist es extrem wichtig, dass ihr eure Themen auf die Reihe kriegt. Und nur zugunsten der Kinder solltet ihr nicht zusammenbleiben, sofern ihr nicht bereit seid, eure Themen auf die Reihe zu kriegen. Am Ende ist die Antwort also so oder so: Kriegt eure Themen gebacken! Eure Kinder werden es euch danken.

Gehen oder bleiben?

Kaum eine Frage wird mir in meinen Beratungen häufiger gestellt als diese. Natürlich gibt es hier keine Pauschalantwort. Aber dennoch ein paar Leitplanken, an denen du dich orientieren kannst, um diese Frage gut für dich zu beantworten.

Zunächst einmal ist es wichtig, dass du den Trennungsanlass für dich konkretisierst: Was genau bringt dich dazu, gehen zu wollen? (DON'T: »Wir haben uns auseinandergelebt.« DO: »Ich sehne mich nach Nähe.«) Und dann stell dir die aufrichtige Frage, ob du auch bei ihm bleiben würdest, wenn er sich nicht verändert. Denn ob oder wie schnell er das tut, liegt nicht in deiner Hand.

Schau anschließend ehrlich darauf, ob du in dieser Misere einen oder mehrere der zehn Fehler machst. Und sei zunächst selbst die Veränderung, die du für deine Beziehung wünschst.

Änderst du deinen Tanzschritt, ändert sich euer Groove. Als ich aus der Härte mehr und mehr in die Weichheit gekommen bin, gelang es Conrad besser, mich zu halten – und das war genau das, wonach ich mich hinter der Härte immer so sehr gesehnt habe.

Gehe dann vorwurfsfrei und aus der gesunden Erwachsenenfrequenz ins Gespräch und zeige dich mit dem, was du dir wirklich wünschst. Wenn er Bereitschaft zeigt, mit dir daran zu arbeiten, lohnt es sich, euch noch eine Chance zu geben. Belächelt er es oder spielt er es runter? – Dann sollte Trennung eine Option für dich werden. Das muss nicht sein, aber prüfe dein »Wofür?« für die Beziehung. Warum willst du bleiben? Oder warum lohnt es sich, zu gehen? Wenn du dich trennen möchtest, ist es wichtig, dass du das für dich tust. Und es nicht aussprichst oder gar durchziehst, um ihm eine reinzuhauen. Hinter der Drohung steckt nämlich häufig eine Frau, die sich nicht gehört fühlt. Zeige dich besser damit.

Bitte führe dir vor Augen, dass eine Trennung mit Kindern nicht dazu führt, dass eure Themen vom Tisch sind. Tatsächlich wird es gerade dann wichtig, dass ihr diese auf die Reihe kriegt, damit eure Kids nicht unter der Trennung leiden.

Die häufigsten Konfliktpunkte

und wie ihr sie lösen könnt

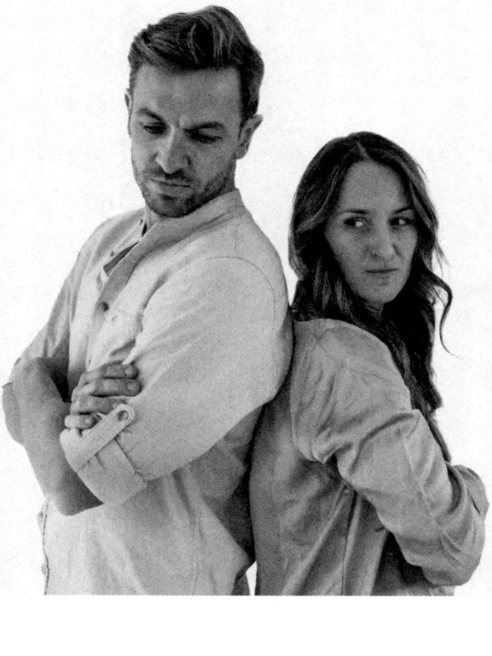

KONFLIKTPUNKT ERZIEHUNG

Streitereien rund um die Erziehung gehören zu den häufigsten Konfliktthemen in einer Partnerschaft. Üblicherweise ist der Verlauf in meiner Beratungs-Bubble folgendermaßen: *Sie* hat sich superviel Wissen angeeignet und möchte neue Wege mit den Kindern gehen. *Er* beäugt das Ganze aber kritisch oder lehnt es sogar ab.

Häufig verhält es sich so, dass sie mit seiner Art und Weise, den Kindern zu begegnen, unzufrieden ist, oft verbunden mit Sorgen um das Wohl des Kindes. Ebendiese Sorgen führen im Alltag dazu, dass sie ihm reingrätscht. Das ist für ihn maximal kränkend, denn nur wenn er in Beziehungen wirksam sein kann, fühlt er sich geliebt. Und das wiederum führt häufig dazu, dass er an seinem Standpunkt festhält, um doch noch zu beweisen, dass sein Vorgehen berechtigt ist – in der meist unbewussten Hoffnung, doch noch ein Gefühl von Wirksamkeit zu erfahren.

Der Grund für seine Verhärtung ist also ganz häufig das Gefühl, von ihr mit seinem Sein und Wirken nicht wertgeschätzt zu sein. Seine Verhärtung signalisiert ihr dann aber, dass er sich nicht für sie und ihre Ansichten interessiert und/oder dass er nicht wertschätzt, was sie in die Familie mit einbringt.

Wenn man es also auf den Kern runterbricht, fühlen sich am Ende beide aus unterschiedlichen Gründen nicht wertgeschätzt. Während sie also auf der Verhaltensebene darüber streiten, wie sie Wutanfälle begleiten sollen oder ob das Kind nachts noch mit ins Elternbett kommen darf, geht es eigentlich um ganz andere Themen: Wertschätzung, Anerkennung, Sicherheit, Vertrauen. Um das fehlende Gefühl, gehört, berücksichtigt und damit geliebt zu sein.

Daher gilt es meines Erachtens, mithilfe der 4-S-Methode (siehe Seite 116) herauszufinden, welche Dynamik zum Ausdruck kommt, um als Paar auf dieser Ebene über die Erziehungsfragen zu reden. Häufig geht es ihr nämlich vielmehr darum, dass er sie mit ihren

Sorgen sieht, sie ernst nimmt und sich bemüht, sie zu berücksichtigen, statt um den Anspruch, dass er es genauso machen soll, wie es im Erziehungsratgeber XY steht. Und häufig geht es ihm vielmehr darum, dass er sich weiterhin in der Beziehung wirksam und wertgeschätzt fühlen möchte, statt unbedingt an einem Punkt festhalten zu müssen. Ein weiterer überzufällig häufiger Grund bei den Vätern ist tatsächlich auch Angst um das Kind oder Angst um die Beziehung. Also die Sorge, dass der Umgang mit dem Kind es nicht auf die Welt da draußen vorbereitet, oder das beklemmende Gefühl, seine Frau an dieses Kind zu verlieren.

Diese Themen müssen auf den Tisch. Nur wenn ihr beginnt, die Paarthematik zwischen euch aufzulockern, entsteht überhaupt erst wieder Platz für neue und konkrete Ideen auf der Verhaltensebene hinsichtlich der Erziehung eurer Kinder.

Auf dem Weg dorthin gibt es einige Stolpersteine:

In der Konfliktklärung macht sie häufig den Fehler, dass sie ihm ausschließlich aus der Rolle der Mutter begegnet:[40] Sie ist in Sorge um ihr Kind und tritt ihm aus dem Löwenmama-Herz gegenüber, um sich für ihr Kind einzusetzen. Dabei vergisst sie häufig, dass sie in solchen Gesprächen gegenüber ihrem Partner nicht nur Mutter, sondern in allererster Instanz Partnerin sein sollte. Natürlich lässt sich das nicht ganz trennen. Aber ich finde, dass es uns Mamas dennoch eine gute innere Ausrichtung geben kann, um ihm konstruktiv zu begegnen.

Er macht in der Lösungsfindung häufig den Fehler, dass er sich nicht von ihr beeinflussen lässt. In 81 Prozent der geschiedenen Ehen konnten Männer keine Macht an ihre Frau abgeben, wenn es um größere, aber auch kleinere Entscheidungen des Alltags ging. Bei den Paaren, die auch langfristig glücklich zusammenblieben, betrachtete er es dagegen als selbstverständlich, Entscheidungen in Absprache mit seiner Frau zu treffen, und hatte die Bereitschaft, sich in der Antwortfindung von seiner Frau beeinflussen zu lassen.[41]

Generell ist es für beide Seiten wichtig, sich immer wieder vor Augen zu führen, dass es nicht darum geht, wer recht hat. Es geht nicht um »richtig« und »falsch«, sondern darum, was funktioniert. Und eine funktionierende Lösung findet ihr vor allem dann, wenn ihr euch wirklich füreinander öffnet und dem/der anderen die Möglichkeit gebt, mit seinem/ihrem wahrhaftigen Thema rausrücken zu können.
Sie: »Wenn du mich so übergehst, fühle ich mich nicht geliebt. Ich wünsche mir, dass du mir zuhörst und berücksichtigst, was ich sage.«
Er: »Wenn du mich kritisierst, fühle ich mich unsicher und klein. Ich wünsche mir, dass ich es auf meine Art und Weise machen darf.«
Hier kann konstruktives Problemlösen stattfinden.

PROBLEMLÖSESCHEMA

Wenn ihr die ersten drei Säulen durchlaufen habt und das paardynamische Thema auf dem Tisch ist, geht es in der vierten Säule (Selbstkundgabe) ans konkrete Problemlösen. Hier sind die fünf Schritte, die ich mit meinen Klient:innen an der Stelle durcharbeite, um Konflikte rund um das Thema Erziehung konkret zu lösen.

Schritt 1: Die wichtigsten Werte

Stellt euch vor, euer Kind kommt mit Mitte 20 an Weihnachten nach Hause, um die Feiertage mit euch zu verbringen. Was für ein Mensch müsste er/sie geworden sein, dass ihr euch gegenseitig voller Stolz in die Augen schaut und euch auf die Schulter klopft für den genialen Job, den ihr da gemacht habt? Tauscht euch zunächst darüber aus und haltet die wichtigsten Punkte fest.
Fragt euch anschließend, welche drei bis maximal sechs Werte ihr eurem Kind heute vermitteln möchtet, um die Wahrscheinlichkeit maximal zu erhöhen, dass dieser Best Case eintritt.

Schritt 2: Eine neue Kommunikationsgrundlage

Unterhaltet euch von nun an auf Grundlage dieses neu gewonnenen Werte-Netzwerks über Erziehungsfragen. Wenn ihr Unsicherheiten oder Unzufriedenheiten bezüglich eines Verhaltens habt, fragt euren Partner (bitte aufrichtig interessiert, ohne Vorwurf und Bewertung), inwiefern das Verhalten für ihn im Einklang mit den gemeinsam formulierten Werten steht. Sprecht über die Absicht hinter dem Verhalten.

Ich durfte in vielen Paarberatungen Zeugin davon werden, wie mithilfe dieser Strategie aus absoluter Verhärtung wieder konstruktives Miteinander, Verständnis und Verbindung entstehen konnte. Da waren zum Beispiel Hannah (43) und Christoph (46). Sie war durch und durch bedürfnisorientiert, er so gar nicht. Besonders kritisch war für sie, wenn Christoph ihrer gemeinsamen Tochter Martha (5) in Momenten der Unsicherheit sagte: »Du bist doch ein großes Mädchen.« In ihren Augen sprach er Martha dadurch ihre Gefühle ab, und das war für sie ein No-Go. Als Christoph Hannah aber darlegte, dass es ihm hierbei vielmehr darum ging, ihre Tochter zu ermächtigen und das unter dem gemeinsam erarbeiteten Wert »Selbstständigkeit« einbettete, konnte sie seine Worte ganz neu einordnen. Als sie seine gute Absicht anerkannte, konnte er sich auch wieder für ihre Vorschläge öffnen, wie er das auch noch ausdrücken könnte, ohne ihre Tochter potenziell zu verunsichern.

Schritt 3: Red Flags stecken

Um Ängste zu berücksichtigen, die bei vielen Eltern auf unterschiedliche Art und Weise anspringen, ist es außerdem wichtig, dass ihr gemeinsam »Red Flags« definiert – also No-Gos, die ihr nicht bereit seid zu akzeptieren, so wie körperliche und emotionale Gewalt. Sprecht euch hier gegenseitig die Erlaubnis aus, dass das Gegenüber sofort intervenieren soll, wenn sich eine »Red Flag« abzeichnet. Besprecht hierfür eine Exitstrategie (eine Anleitung dafür findet ihr im Kapitel »Eskalationen vorbeugen und durchbrechen« ab Seite 175).

Schritt 4: Do it your way

Einer der wohl größten Irrtümer in gleichberechtigten Erziehungsfragen ist der, dass wir als Eltern eine einheitliche Strategie fahren müssten. Für Kinder ist es in keiner Form ein Nachteil, wenn Eltern verschiedene Dinge verschieden lösen. Von verschiedenen Eltern lernen Kinder, dass Menschen verschieden sind. Und sie lernen, dass sie sich mit verschiedenen Fragen oder Anliegen an verschiedene Menschen wenden können. Und das ist ja nicht unbedingt das Schlechteste, oder?

Wichtig ist, dass ihr als Paar ein gemeinsames Wertenetz gespannt habt, das euch jeweils die Sicherheit gibt, in einem Boot zu sitzen und in einer gemeinsamen Richtung unterwegs zu sein. Gebt euch dann aber jeweils unbedingt die Freiheit, es auf eure Art und Weise umsetzen zu dürfen. Im Wissen und im Vertrauen darauf, dass euer gemeinsamer Kurs durch geteilte Werte und gesteckte »Red Flags« steht. Die Erwartung, dass unser Partner, unsere Partnerin anders sein sollte, als er/sie ist, und Dinge mehr so tun sollte wie wir selbst, führt nur zu Enttäuschung. Also lasst diese Erwartung am besten los. Erlaubt es euch stattdessen, das Potenzial in eurem Verschiedensein zu erkennen.

Vor allem wenn Konflikte aufkommen, ist es für die meisten Mütter eine echte Herausforderung, ihm die Möglichkeit zu geben, es auf seine Art und Weise zu lösen. Liebe Mama, führ dir daher bitte immer wieder vor Augen, dass *sein* Konflikt und *seine* Beziehung mit dem Kind nicht *dein* Business ist. Deswegen halte dich erst mal raus und gehe besser im Anschluss mit ihm ins Gespräch: Frag ihn, ob er mit seiner Strategie zufrieden ist. Ob es erfolgreich war. Ob er sich eine Veränderung wünscht. – Wenn er hier »Ja« sagt, wird er dir zuhören, wenn du Veränderungsvorschläge einbringst.

Wichtig: Das gilt nur, solange keine »Red Flag« in Sicht ist. Bei Gewalt, sei sie körperlich, emotional oder verbal, bitte ich dich inständig, sofort einzuschreiten. Dabei sollte niemand zuschauen müssen.

Und du erfüllst gegenüber deinem Kind eine unfassbar wichtige Modellfunktion, wenn du vorlebst, wie man sich vor Gewalt schützen kann. Wenn du dadurch potenziell selbst in Gefahr kommen solltest, wende dich bitte an professionelle Beratungsstellen, die dich dabei unterstützen und vor allem schützen können.

Schritt 5: Konsequenzen trägt der Verursacher

Last, but very not least ein sehr wichtiger Punkt: Die Konsequenzen einer Handlung trägt der/die Verursacher:in. Sollte er/sie dazu aus verschiedenen Gründen nicht in der Lage sein, kann er/sie die Handlung nicht auf diese Art und Weise durchführen.

Beispiel: Er zieht das Einschlafritual durch Toben und 5-verschiedene-Bücher-Vorlesen endlos in die Länge. Das Kind schläft ultraspät ein und ist daher am nächsten Morgen knatschig, wenn sie (!) es wecken muss, um es in die Einrichtung bringen zu können.

Heißt in diesem Fall: Entweder er trägt die Konsequenz für seine Handlung und übernimmt auch die Verantwortung dafür, das müde Kind am Folgetag zu wecken und in den Tag zu begleiten. Oder er muss es rechtzeitig ins Bett bringen, damit seine Frau nicht die Konsequenzen für seine Handlung tragen muss. PUNKT. Pretty simple.

Für uns Mamas geht es also viel darum, unsere Männer wirklich und aufrichtig die Gelegenheit zu geben, es auf ihre Art und Weise machen zu dürfen – und so auch mal auf die Nase zu fallen und daraus zu lernen. Anders sind wir Mütter ja auch nicht zu unseren Kompetenzen gekommen.

Für die Papas ist es im Gegenzug wichtig, sich auch mal auf Kompromisse einzulassen. Führt euch vor Augen, dass es nicht darum geht, recht zu haben, sondern eine Lösung zu finden, die allen dienlich ist. Wenn es ihr wichtig ist, dass das Kind bei leichtem Nieselregen die volle Regenmontur anzieht, dann tu ihr doch einfach den Gefallen. Es kostet sicherlich weniger Kraft, die Matschhose anzuziehen (und sie dann nachher im Rucksack zu tragen, weil ihr sie doch nicht braucht), als mit ihr darüber zu streiten. Du verlierst dadurch nicht dein Gesicht. Sondern du signalisierst ihr, dass du sie siehst – mit ihrer Kompetenz, mit ihrer Weitsicht, mit ihrer Erfahrung – und dass du sie dafür wertschätzt. Und glaub mir, damit kannst du am Ende nur gewinnen.

SPECIAL CASE: ESKALATION

Ja, es *ist* wichtig, euch den Raum zuzusprechen, es auf eure Art und Weise zu tun. Und es gibt ein ABER: Wenn du beobachtest, dass eine Situation zu kippen droht, weil beispielsweise er an sein Limit kommt und/oder augenscheinlich in einer Dynamik getriggert ist, ist es wichtig, dass ihr euch gegenseitig im Voraus die Erlaubnis erteilt, einschreiten zu dürfen. Es ist eine Form von Verantwortung, die wir für unsere Kinder tragen, dass wir sie nicht mit unseren 30 Jahre alten Emotionen und Schmerzpunkten konfrontieren. Hier geht es definitiv um den Schutz und das Wohl des Kindes – und nicht um das Ego der Eltern. Daher besprecht im Voraus, wie ihr mit solchen Eskalationsmomenten umgehen möchtet und wie ihr euch gegenseitig darin unterstützen könnt, diese Momente zu durchbrechen.
Wenn du dieses Gespräch initiieren möchtest, gehst du am besten folgendermaßen vor:

1. Sprich eine Situation an, in der deine Partnerin oder dein Partner augenscheinlich getriggert war und sich dem Kind gegenüber destruktiv verhalten hat (beispielsweise durch Schreien, Drohen oder Schimpfen). Sage dann so was wie: *»Ich weiß, dass du das nicht machst, weil du ein sadistisches Arschloch bist. Ich kann mir vorstellen, dass da hinter deiner Wut eigentlich etwas ganz anderes steckt. Kann das sein?«*

2. Schaut euch gemeinsam die Dynamik an, die der Eskalation deines Partners, deiner Partnerin zugrunde liegt. Du kannst ihn/sie dabei unterstützen, indem du Fragen stellst wie: »*Kann es sein, dass du dich so sehr anstrengst und es dich dann einfach extrem wurmt, wenn nichts davon fruchtet?*« Oder: »*Ich kann mir vorstellen, dass du dich in solchen Momenten eigentlich hilflos fühlst, oder?*«
3. Wenn ihr den eigentlichen Schmerzpunkt offengelegt habt, kannst du einbringen, dass du ihn/sie in so einem Moment der Ohnmacht/Hilflosigkeit/Überforderung gerne unterstützen möchtest. Hole dir dafür das Einverständnis ab. Sage dafür beispielsweise: »*Ich möchte dich gerne unterstützen, wenn du mal wieder hilflos werden solltest. Wäre das für dich in Ordnung?*«
4. Lass dir dann eine Exitstrategie skripten (siehe Love-Hack to go N° 7, Seite 80 f.): Gib deinem Partner, deiner Partnerin die Möglichkeit, konkret mitzugestalten, wie du beispielsweise auf ihn/sie zugehen sollst und was du sagen kannst, damit er/sie es nicht in den falschen Hals kriegt, sondern versteht: »Er/sie sieht mich. Er/sie ist mir wohlgesonnen. Er/sie will mich nicht kritisieren. Er/sie will mir helfen.« Das kann durch einen einfachen Satz sein, wie: »*Hey, soll ich hier übernehmen?*«, verbunden mit einer sanften Berührung am Arm und einem freundlichen Lächeln.

Ich weiß, ich wiederhole mich, aber da es relevant ist, siehst du es mir hoffentlich nach: All das gilt nur, solange kein körperliches oder emotionales Wohl gefährdet ist – sowohl bei dir als auch bei deinem Kind. Wenn dein Partner offen oder verdeckt aggressiv ist, gehört ein anderes Blatt gespielt. Hole dir hierfür bitte unbedingt Unterstützung.

KONFLIKTPUNKT HAUSHALT

Ein weiteres klassisches Konfliktthema unter Elternpaaren ist die empfundene Ungerechtigkeit bezüglich der Verantwortungsbereiche im Familienalltag. Daraus resultieren häufig gegenseitige Vorwürfe, aber auch Neid und Missgunst – was häufig darin mündet, dass sich das Paar zu batteln beginnt, wem es schlechter geht, anstatt sich gegenseitig zu unterstützen.

Erfahrungsgemäß geht es auch hier wieder häufig darum, dass sich beide Seiten nicht gesehen und wertgeschätzt fühlen für das, was sie für das familiäre System einbringen: Sie fühlt sich häufig nicht gesehen mit den vielen kleinen, häufig für das Außen unsichtbaren To-dos, die tagtäglich so anfallen. Er fühlt sich häufig nicht gesehen mit dem, was er für das familiäre System auf einer ganz anderen Ebene beiträgt – und das ist vor allem im ersten Babyjahr in den allermeisten Fällen immer noch das hauptsächliche Brotverdienen.

Wichtig ist, an der Stelle zu verstehen, dass sie gefühlt jeden Tag eine Million Dinge für die Familie tut: stillen, Bestandsaufnahme für die Einkaufliste machen, einkaufen gehen, Einkäufe aus- und wieder einräumen, saugen, Waschmaschine anmachen, Waschmaschine ausräumen, Wäsche aufhängen. Wäsche zusammenlegen, Wäsche in den Schrank einräumen, sich Gedanken darüber machen, was sie kochen soll, kochen, aufräumen, das Kind zum Schlafen bringen, wickeln, spielen, Fingernägel schneiden … … … Während er aus ihrer Sicht zeitgleich nur eine Sache tut: arbeiten – was in ihren Augen einfach nur megaentspannt ist. Wenn er also abends nach Hause kommt, hat er in ihren Augen nur eine Sache getan. Während sie eine Million Dinge geleistet hat.

Andersrum ist es aber genauso. Er tut jeden Tag gefühlt eine Million Dinge für die Familie: früh aufstehen, damit er rechtzeitig Feierabend machen kann, E-Mails schreiben, an Besprechungen teilnehmen, Telefonate führen, Präsentationen erstellen, Präsentationen halten, Präsentationen nachbesprechen, Verhandlungen führen, Geschäftsessen, Außentermine .... Während sie aus seiner Sicht zeitgleich nur eine Sache tut: sich um das Kind kümmern. Was im Kontrast einfach nur megaentspannt ist, im Gegensatz zu dem, was er tut. Wenn er also abends nach Hause kommt, hat sie in seinen Augen nur eine Sache getan. Während er bereits eine Million Dinge geleistet hat.

In allererster Instanz geht es also darum, sich gegenseitig wieder mit wohlwollendem und aufrichtigem Interesse zu begegnen, um die Wirklichkeit des Gegenübers überhaupt erst mal wieder erfassen zu können. Häufig wissen wir gar nicht, wie es dem anderen geht, wie er/sie den Alltag erlebt. Ob er/sie Unterstützung braucht. Und ob wir uns gegenseitig entlasten könnten. Tatsächlich fehlt Paaren in Krisen superhäufig das Wissen um die Themen und die Herausforderungen des Partners, der Partnerin, während glückliche Paare ganz genau übereinander Bescheid wissen.[42]

Wenn es um die Aufteilung von Aufgaben geht, verschleudern wir häufig eine Menge Energie damit, mit dem Finger auf den anderen zu zeigen, zu schmollen und zu grollen, statt uns gegenseitig mit Interesse und Wohlwollen zu begegnen. Meistens liegt das daran, dass wir in einer alten Dynamik stecken. Wir erzählen uns selbst immer wieder Dinge wie: *»Nie ist es genug.«* Oder: *»Ich werde nicht gesehen.«* Oder: *»Ich werde nicht wertgeschätzt für das, was ich leiste und tue.«* Oder: *»Meine Bedürfnisse interessieren niemanden.«* Allesamt Themen, die meistens etwas älter sind als unsere Partnerschaft! Dieses Thema hinter dem Thema gilt es meines Erachtens mithilfe der 4-S-Methode (siehe Seite 116) als Allererstes auf den Tisch zu bringen. Erfahrungsgemäß wird es auf der Ebene der konkreten Konfliktklärung leicht, wenn erst mal geklärt ist, worum es eigentlich geht. Wie das dann aber konkret aussehen kann, beschreibe ich dir nun.

PROBLEMLÖSESCHEMA

Hier ist eine Schritt-für-Schritt-Anleitung, um die Streitigkeiten rund um den geteilten Alltag konstruktiv anzugehen.

Mental Load offenlegen

Der erste und wohl wichtigste Schritt ist, dass beide Seiten die Punkte ihrer To-do-Liste offenlegen und sammeln, was alles konkret im geteilten Familienalltag anfällt. Hierfür gibt es mittlerweile coole Vorlagen im Internet, besonders empfehlen kann ich dir hier Laura Fröhlich und ihre Arbeit[43] – man muss das Rad ja nicht immer neu erfinden (gleich ein Punkt, den du von der To-do-Liste streichen kannst).

Ehrlicher Blick auf den Status quo

Schaut dann ehrlich gemeinsam darauf, wie die aktuelle Verteilung ist und ob ihr sie als ausgeglichen erlebt.
Achtung! Hier gibt es kein Richtig und kein Falsch, sondern einfach nur verschiedene Wirklichkeiten. Die vielleicht etwas in dir berühren. Eben deswegen ist es so wichtig, dass ihr euch zuallererst dahingehend trainiert, eine gute Selbstbeziehung aufzubauen – um mitzubekommen, was sich in euch durch die Worte des/der anderen regt. Um euch damit aus einer gesunden erwachsenen Frequenz mitteilen zu können.
Ich erlebe es beispielsweise häufig, dass er mehr Wert in seiner Tätigkeit sieht als in ihrer *(wohinter meistens der Wunsch nach Anerkennung für den Beitrag steckt, den er leistet)*. Was sie verständlicherweise verletzt *(wohinter meistens der Wunsch nach Anerkennung des Beitrags steckt, den sie leistet)*. Die Aufgabe ist, euch gegenseitig mit dem Thema hinter dem Thema zu zeigen. Zeigt euch *damit*. Und hört euch zu. Ohne euch zu verurteilen. Und ohne den Anspruch, den anderen überzeugen zu müssen, dass ihr recht habt. An dieser Stelle geht es nur um das Erforschen und das Anerkennen der jeweiligen Wirklichkeit.

Aufgaben verteilen

Im nächsten Schritt geht es darum, Aufgaben fair zu verteilen. Hier können heterosexuelle Paare wie schon ganz am Anfang des Buches erwähnt sehr viel von homosexuellen Paaren lernen: Es zeigt sich, dass diese weniger Alltagskonflikte haben als jene und dass ein bedeutender Unterschied darin besteht, dass sie den Mental Load ihres Alltags nicht geschlechtsstereotyp aufteilen, sondern anhand der jeweiligen Kompetenzen.

Also schaut zuallererst darauf: Wer macht welche Dinge von dieser Liste vielleicht sogar gerne? Oder zumindest ohne große Mühe? Verteilt diese zuallererst.

Schaut dann gemeinsam darauf, ob es Dinge gibt, von denen du sagst, dass du das auf keinen Fall machen möchtest. Und ist das vielleicht zufällig etwas, von dem deine Partnerin sagt, dass sie das übernehmen kann, weil es für sie nicht so eine große Belastung darstellt wie für dich? Wunderbar, dann verteilt das.

Und dann schaut, was übrig geblieben ist. Lässt sich davon etwas potenziell outsourcen? Oder könnt ihr hier Dinge clustern und sie einmal in der Woche gebündelt zusammen wuppen?

Alles, was am Ende noch übrig geblieben ist, könnt ihr entweder durch Würfeln zu gleichen Teilen zufällig zuweisen. Oder in ein »Wechselmodell« gehen: eine Woche du, eine Woche ich.

Haltet eure Zuständigkeiten und Absprachen unbedingt auf einer Liste fest.

Zeiträume checken

Schaut nun gemeinsam darauf, in welchen Frequenzen und zu welchen Fristen die Dinge erledigt sein müssen. Wenn er sich beispielsweise bereit erklärt, den Wocheneinkauf zu übernehmen, ist es wichtig, dass es für dich wichtig ist, dass das bis Samstagnachmittag erledigt ist.

Persönlichen Stil zulassen

Auch hier ist es superwichtig, dass ihr es eurem Gegenüber zusprecht, die zugeteilten Dinge auf die eigene Art und Weise anzugehen. Menschen sind verschieden. Menschen haben verschiedene Herangehensweisen und Arbeitsstile. Und das ist auch okay, solange die grundlegende Absprache eingehalten wird.

Conrad und ich sind hier von Grund auf verschieden. Ich kann überhaupt nicht unter Druck arbeiten und bin deswegen ein Planungs-Nerd, der alles ganz dezidiert vorbereitet und plant und immer mindestens eine Woche *vor* der Deadline fertig ist, um auch das Unvorhersehbare noch potenziell planen zu können.

Conrad hat nur so lange ein Motivationsproblem, bis er ein Zeitproblem bekommt. Er blüht auf, wenn es auf die letzten Meter zugeht, und kriegt alle seine Ressourcen und Kompetenzen erst dann aktiviert (… wo ich schon längst Schnappatmung kriegen würde).

Wenn es also darum geht, dass er dieses Jahr den Kindergeburtstag vorbereiten soll, und er erst am Abend vorher beginnt, sich darüber Gedanken zu machen, welche Spiele er bei der Schatzsuche machen wird, dann stresst mich das kolossal. Aber es ist in dem Fall non of my business. Denn es ist *seine* Art und Weise, den Kindergeburtstag zu planen. Und das muss von mir genauso akzeptiert werden wie mein für ihn anstrengender Planungswahn.

Ich bekomme an der Stelle häufig von Müttern gesagt, dass es sie unendlich stresst, dass ohne ihre Anweisungen nichts geht. Wenn du auch dazugehörst, lass mich dir sagen: Ich sehe dich!

Ich kann mir gut vorstellen, dass das auch ein Ausdruck davon ist, dass du wahrscheinlich einfach megaerschöpft bist, oder? Und das Gefühl hast, dass du nicht wertgeschätzt wirst für das, was du alles im Kopf haben musst, richtig? Du wünschst es dir so sehr, einfach mal die Kontrolle abgeben zu können. Auch damit du dich endlich mal vom anstrengenden Mama-Sein erholen und auftanken kannst? Stimmt's?

Ich muss dir an dieser Stelle etwas sagen, was ich selbst lange nicht hören wollte: Frauen sind tatsächlich besser darin sind, die vielen Dinge des Alltags im Auge zu behalten, und häufig haben wir auch eine höhere soziale Kompetenz. Sprich: Wir wissen tatsächlich besser, wann welches Familienmitglied was braucht. Hinter der Erwartung, dass er es dir gleichtun können sollte, steckt häufig der Wunsch, Wertschätzung für das zu bekommen, was du beiträgst, oder eine tiefe Erschöpfung und die Notwendigkeit nach Entlastung.

Erkennst du dich darin wieder? Dann möchte ich dir an dieser Stelle gerne eine Frage stellen: Kannst du dich selbst dafür würdigen und feiern? Für das, was dich in diesem Familiensystem auszeichnet?

ACHTUNG: Es geht *nicht* darum, dass das Einzige, das es zu tun gilt, nun ist, dass du dich selbst mehr wertschätzt, aber weiterhin akzeptieren musst, dass dein Typ dich im Alltag nicht auf die Art und Weise unterstützt, wie du es brauchst. Nein, es geht darum, dass du zuallererst dir selbst gegenüber aus der Härte rauskommst. Es geht darum, dass in allererster Instanz du würdigen darfst, was du alles bist und leistest. Um dann aus dieser Frequenz heraus mit ihm in den Kontakt zu treten und klar zu formulieren, was du von ihm *wirklich* brauchst, anstatt aus einer Härte heraus alles immer doch noch irgendwie kontrollieren zu wollen. Dadurch sparst du unfassbar viel Energie und erhöhst zeitgleich die Wahrscheinlichkeit, dass er vollkommen selbstverständlich und gerne für dich losgehen wird.

Von Vätern bekomme ich an der Stelle häufig gesagt, dass sie es leid sind, ständig von ihrer Frau kritisiert zu werden, und dass sie ja bereit wären, mehr zu tun, wenn es eben nicht im Dauermeckerton an sie herangetragen werden würde.

Kommt dir das bekannt vor? Ich verstehe das. Und ich kann sehen, dass dich das kratzt, weil du ja eigentlich schon so viel tust und das Gefühl hast, dass es nie ausreicht. Und das frustriert dich. Lass mich dir ein Geheimnis verraten, von dem ich mir gewünscht hätte, dass es mein Mann schon viel eher begriffen hätte: Die Vorwürfe deiner Frau haben nur sehr, sehr wenig mit dir und deiner Person zu tun. Hinter einer Frau, die immer lauter wird, steckt eine Frau, die sich nicht gehört fühlt. Hinter einer Frau, die dich nicht mehr für das, was du tust, wertschätzen kann, steckt eine Frau, die sich selbst nicht wertgeschätzt fühlt. Hinter einer wütenden Frau steckt meistens eine erschöpfte Frau.

Wenn du also wirklich und nachhaltig etwas dazu beitragen möchtest, dass deine Frau aufhört zu meckern, mach die eine Sache: Höre ihr mit deiner ungeteilten Aufmerksamkeit zu. Nimm das, was sie sagt, *nicht* persönlich. Biete ihr keine Lösungen an, sondern höre einfach nur zu und signalisiere, dass du sie verstehst – was nicht bedeutet, dass du ihrer Meinung sein musst. Stelle offene Fragen, um ihr zu signalisieren: »Ich möchte dir Raum geben« (»Erzähl mir mehr davon«, »Das würde ich gerne noch besser verstehen«). Sage ihr, dass du sie siehst. Und dass du sie liebst. Und sie wird dich dafür lieben.

SPECIAL CASE: NICHT DIE MAMA!

In meinen Beratungen höre ich häufig, dass er sie ja gerne entlasten *würde*, aber das Kind das ablehnt. Tatsächlich kennen Conrad und ich dieses Dilemma auch ziemlich gut. Zuallererst …

Für die Papas

Ich weiß von Conrad, dass das wirklich auch ein Stich ins Herz sein kann. Bitte führe dir vor Augen, dass das »Nein« deines Kindes kein »Nein« zu dir ist. Sondern ein »Ja« zur Mama. Und ein Ausdruck davon, dass es sehr genau weiß, was es braucht. Und dass dein Kind aktuell noch den Mut hat, ungefiltert dafür loszugehen. Und das ist an und für sich eine Megakompetenz, die du ihm oder ihr sicherlich nicht abgewöhnen möchtest, oder?

Nimm es daher bitte nicht persönlich. Und gib bitte nicht deiner Frau die Schuld daran. Bleibe unbedingt dran und investiere weiter in die Beziehung zu deinem Kind. Auch wenn deine Frau dann doch übernehmen muss, bleib in der Situation dabei, zieh dich nicht raus. Denn so signalisierst du deinem Kind, dass du auch in diesen Momenten für es dableiben kannst und wirst. Und wisse bitte auch: Deine Zeit wird kommen! Spätestens wenn es ums Lego-Aufbauen und Fahrradfahren-Lernen geht, wirst du als Vater wichtiger werden denn je – vor allem, wenn du jetzt nicht aufgibst. Also bitte: Bleib dran!

For the record: Ab dem zweiten bis dritten Lebensjahr weisen Kinder die entwicklungspsychologische Reife auf, eine Beziehung zu einer weiteren Bindungsperson einzugehen, die gleichwürdig ist wie die zu der bisherigen Nummer eins: Mama.

Für die Mamas

Gib den beiden zuerst die aufrichtige Möglichkeit, die Angelegenheit alleine zu klären. Geh nicht sofort rein. Wenn du merkst, dass sich Dramen abzuspielen beginnen, entscheidet für mich vor allem folgendes Kriterium darüber, ob du reingehen solltest oder nicht: deine eigene Kraft.

Wenn du die Zeit und die Kapazität hast, das Übel einfach innerhalb von ein paar wenigen Momenten zu beenden, finde ich es absolut adäquat, wenn dann eben du schnell die Schuhe anziehst/die Zähne putzt/die Jacke anziehst … Ich finde nicht, dass du hier falsche Rücksicht auf die Befindlichkeit des Papas nehmen musst. Wenn das Kind ausdrückt, was es braucht, ist das eine Kompetenz, die niemand persönlich nehmen muss. Und wenn du die Kapazitäten hast, es zu erfüllen: Go for it!

Wenn du aber *keine* Kapazitäten hast, weil du kräftetechnisch nicht mehr kannst oder einen wichtigen Termin hast oder, oder, oder, dann darfst du das den beiden auch mit einem richtig guten Gefühl überlassen. Denk immer daran: *Das ist der Papa!* Und die Erfahrung, dass er da ist und da*bleibt* und den Kummer rund um das Mama-Weh begleiten kann, ist für dein Kind *und* für deinen Mann eine ganz kostbare Erfahrung.

Für euch beide, um aufrichtig darüber nachzudenken

Wenn Kinder einen Elternteil ablehnen, dann kann das auch eine Form der Kooperation sein. Ich erlebe es relativ häufig, dass sie ihm zwar eine Aufgabe mit dem Kind übergibt, aber, wenn sie ganz ehrlich ist, innerlich und vielleicht sogar auch äußerlich die ganze Zeit die Augen verdreht. Weil sie ihm ehrlich gesagt sowieso nichts zutraut und denkt, dass er der letzte Trottel ist. Und das wirkt! Das wirkt auch bei deinem Kind!

Deshalb schaut aufrichtig darauf, ob bei euch eine Form der Spannung vorliegt und was ihr beide (!) dazu beitragen könnt, damit sie sich löst.

KONFLIKTPUNKT SCHWIEGERELTERN

Ein Dauerbrennerthema ist das Thema Umgang mit den Schwiegereltern. Häufig clashen hier unterschiedliche Wertvorstellungen und verschiedene familiäre Prägungen auf komplett unterschiedliche Bedürfnisse. Vor allem, wenn auch kulturelle Unterschiede zugrunde liegen, wird das häufig besonders pikant und die Bandbreite an potenziellen Konflikten scheint endlos. Viele Fragen drehen sich allerdings darum, wie viel Zeit und Raum wir der Ursprungsfamilie einräumen. Auch hier geht es zuallererst darum, mithilfe der 4-S-Methode (siehe Seite 116) ein Bewusstsein für die Themen zu entwickeln, um die es wirklich, wirklich geht. Dann wird aus *»Ständig hockt deine Familie bei uns rum«* *»Mir fehlt Zeit nur mit dir allein«*. Aus *»Ich will nicht, dass deine Mutter uns hier ständig reingrätscht«* wird *»Ich brauche mehr Raum für mich und für unsere Variante, Familie zu leben«*.

Genau diese wahrhaftigen Themen müssen wir erst einmal aufdecken, bevor wir auf der Verhaltensebene nach Lösungen suchen können. Hier wird es dann wieder leicht und ich freue mich, dir ein Problemlöseschema für die Schwiegereltern-Frage vorstellen zu dürfen.

PROBLEMLÖSESCHEMA

1. Sprecht zunächst ehrlich darüber, wer was braucht, um sich wohlzufühlen. Denkt daran, dass es hier kein Richtig und kein Falsch gibt. Das Ziel an der Stelle ist, erst einmal nur offenzulegen, wer was braucht. Achtet darauf, dass das ein wertfreier Raum ist, damit wirklich jede:r darauf vertrauen kann, sich auch authentisch zeigen zu können.
2. Haltet fest, welche Zeiträume potenziell mit Familie belegt werden können. Schaut gemeinsam auf euren Wochenplan und prüft, welche Zeiträume dafür zur Verfügung stehen.
3. Brainstorming: Wie könntet ihr die Zeiten aufteilen? Sammelt zunächst alle Möglichkeiten, die potenziell infrage kommen. Hier darf bewusst gesponnen werden und es dürfen auch Varianten auf den Tisch gebracht werden, die nicht zu realisieren sind. Ziel des Brainstormings ist, sich für eventuelle Lösungsvarianten zu öffnen, die man vorher vielleicht noch gar nicht gesehen hat.

4. Arbeitet einen verbindlichen Plan aus und verhandelt auf Grundlage des Brainstormings und basierend auf den jeweiligen Bedürfnissen, inwiefern die möglichen Slots mit Familienzeit belegt werden können.
- Das ist häufig ein Tanz zwischen den Kulturen (auch wenn überhaupt keine kulturellen Unterschiede vorliegen). Geht mit dem entsprechenden Respekt an den Wert eures Gegenübers heran, für den/die der Familienzusammenhalt vielleicht einfach einen anderen Stellenwert hat als für euch – ganz frei von jeder Form von Bewertung.
- So könnte ein möglicher Vorschlag aussehen: »*Okay, du möchtest jedes Wochenende mit deiner Familie verbringen. Hier kommt ein Vorschlag: Ich komme zwei Wochenenden davon mit und an einem davon geben wir die Kinder für zwei Stunden deinen Eltern, damit wir als Paas etwas unternehmen können. Ein Wochenende bleib ich zu Hause, damit ich auch meinem Bedürfnis nach Ruhe nachkommen kann. Außerdem würde ich mir wünschen, dass wir ein Wochenende für uns als Kleinfamilie nutzen. Also drei Wochenenden für dich bei deiner Familie, davon zwei mit mir, und ein Wochenende nur für uns. Wie klingt das für dich?*«

5. Haltet fest, was ihr voneinander braucht, wenn ihr mit der Familie zusammen seid. Superhäufig kommt es vor, dass eine:r sich unwohl fühlt, wenn die Familie des Partners anwesend ist. Sprecht daher auch ehrlich darüber, was ihr vom anderen braucht, damit die jetzt vereinbarte Zeit dann aber auch wirklich für alle okay sein kann.

Sage deinem Partner zum Beispiel, dass du dir seine Rückendeckung wünschst, wenn die Schwiegermutter mal wieder gegen eure Erziehung wettert. Sage deiner Partnerin, dass du dir wünschst, dass sie es nicht so ernst nimmt, wenn es bei Opa eben mal mehr Medien und Süßigkeiten gibt. Und schaut gemeinsam darauf, wie ihr euch jeweils darin unterstützen könnt.

Noch mal eine Nummer heißer ist die Frage, wie wir damit umgehen können, wenn die Ursprungsfamilie gegen den Partner, die Partnerin oder gegen unsere Form der Lebensführung ist.

Lass uns das Beispiel von Max (37) und Tina (29) nehmen: Max' Mutter Barbara hat Tina schon immer kritisch beäugt und ist sehr unzufrieden, wie sie ihre Enkel »verzieht«. Sie kommt häufig ungefragt vorbei und grätscht Tina in vielem rein. Auf der einen Seite ist Barbara eine wichtige Entlastung für das System, weil sie die Kinder auch gerne mal nimmt, was das Paar im Alltag natürlich sehr entlastet. Aber auf der anderen Seite ist die junge Familie durch die Oma auch belastet, weil Tina eben häufige Sticheleien ertragen muss.

Tina wünscht sich von Max mehr Unterstützung und ein klares Statement gegenüber seiner Mutter, dass es schließlich auch seine Werte seien, die ständig von ihr angekreidet werden.

Max sitzt zwischen den Stühlen: Auf der einen Seite sieht er ein, dass sich seine Mutter unangemessen verhält, auf der anderen Seite möchte er sie auch nicht vor den Kopf stoßen – vor allem, weil er sich in einer gewissen Abhängigkeit ihr gegenüber fühlt. Schließlich würden sie ihren Alltag ohne ihre Hilfe nicht stemmen können.

Wie könnten die beiden vorgehen?

In meinen Augen geht es hier für Max darum, dass er gegenüber seiner Mutter aus dem Kindmodus (»Ich will dir gefallen, ich will dir keine Umstände machen«) in den gesunden Erwachsenenmodus kommt, wo er definitiv nicht mehr von ihr abhängig ist. Klar ist es schön, wenn die Oma sich um die Enkel sorgt. Aber de facto könnten sie auch einen Babysitter engagieren. Sie *sind* nicht abhängig. Aber er *fühlt* sich abhängig. Und das ist eine alte Geschichte. Für Max gilt es, in die gesunde erwachsene Frequenz zu kommen und für sich und für seine Familie und damit für Tina einzustehen, anstatt durch eine sehr alte Duck-dich-Haltung zu versuchen, Konflikte

zu vermeiden. Für Max steht es an, Verantwortung für sein heutiges Familienleben zu übernehmen. Und das beginnt damit, dass er anfängt, für seinen Lebensentwurf und für seine Frau einzustehen.
Das sollte am besten mit einem wohlwollenden Gespräch passieren, in dem Max mit Barbara darüber spricht, wann sie herzlich willkommen ist, und dass sie Besuche außerhalb dieser Zeit bitte vorher mit *ihm* absprechen soll. Außerdem sollte er Stellung beziehen, dass nicht Tina schuld an der Art der Erziehung ist, sondern dass sie sich gemeinsam für diese Form des Umgangs entschieden haben und damit sehr zufrieden sind. Er sollte Barbara freundlich, aber bestimmt bitten, das zu akzeptieren. Wenn Max dieses Gespräch aus der gesunden erwachsenen Frequenz heraus führt, wird Barbara es nehmen können. Und Tina es ihm zutiefst danken.
Wichtig ist, dass wir das Bewusstsein dafür entwickeln, dass unsere Dynamiken in keiner anderen Beziehung so stark aktiviert werden wie in der zu unseren eigenen Eltern. Denn hier ist schließlich ganz häufig die Geburtsstunde unserer alten Muster. Deshalb stehen wir oft immer noch als bedürftiges Kind vor unseren Eltern – in der Hoffnung, doch noch das von ihnen zu bekommen, wonach wir uns schon so lange sehnen. SPOILER: Das wird sehr wahrscheinlich nicht passieren!
Wenn einer von euch zwischen den Stühlen sitzt, dann sehr wahrscheinlich deswegen, weil er/sie in einer alten Dynamik gefangen ist. Deckt auf, worum es hier wirklich geht. Und unterstützt euch gegenseitig darin, das Bedürfnis auf eine gesunde, erwachsene Art und Weise innerhalb eurer Beziehung nachzuversorgen. Ziel darf sein, dass ihr in keiner emotionalen Abhängigkeit mehr zu euren Eltern steht, sondern ihnen auf Augenhöhe, als gesunde Erwachsene begegnen könnt. Und ein gesunder Erwachsener kann Grenzen setzen, Bedürfnisse kommunizieren oder für seine Familie einstehen, ohne verbrannte Erde zu hinterlassen. Das ist definitiv die Königsdisziplin, wenn es um Musterdurchbrechung geht. Seid daher milde und nachsichtig, wenn es nicht über Nacht geht, sondern gebt dem Prozess Zeit.

KONFLIKTPUNKT NÄHE UND INTIMITÄT

Einer der wohl häufigsten Konfliktpunkte innerhalb einer Elternpaarbeziehung bezieht sich auf Nähe und Intimität. Wir alle haben ein Bedürfnis nach befriedigender Intimität und Sexualität. Doch das auch zu leben, steht vor allem in einer langfristigen Partnerschaft mit Kindern auf einem ganz anderen Blatt. In dem Spannungsfeld zwischen guten Sex wollen und guten Sex haben wurzeln viele zwischenmenschliche Probleme.

Im Chaos des Familienalltags scheitert es ja häufig einfach schon an der Zeit oder an der mangelnden Spontaneität: Wenn sich gerade mal ein Hauch von Lust einstellt, ist da spontan leider kein Babysitter. Und wenn der kleine Engel dann endlich schläft, ist die Lust verflogen, vielleicht auch, weil man schon wieder einen Anlass gefunden hat, sich über den/die andere:n zu ärgern.

Erschwerend kommt dazu, dass wohl kaum ein anderer Lebensbereich so mit Erwartungshaltungen und impliziten Ansprüchen besetzt ist wie unsere Sexualität. Wir werden quasi von klein auf mit Bildern konfrontiert, wie Liebe, Nähe und Sexualität auszusehen hat, damit sie »gut« ist. Damit wir es »richtig« machen. Die wenigsten von uns hatten wirklich vertrauensvolle Ansprechpartner:innen, wenn es um körperliche Liebe ging. Stattdessen haben wir von der »BRAVO« oder von »Youporn« gelernt, wie das alles zu laufen hat – und eine entsprechende sexuelle Konditionierung.

Wir alle haben diese Bilder im Kopf, wie guter Sex auszusehen hat. Und hier geht es vor allem um eins: Performanz! Und zwar für beide Geschlechter. Das macht Druck. Und darauf haben wir meistens und vor allem nach einem langen, anstrengenden Familientag tatsächlich keine Lust mehr.

Häufig ist die Sexualität bei einem Elternpaar geprägt von Unlust und Rückzug bei ihr. Und Unzufriedenheit und Frust bei ihm.

Das Ganze kann durchbrochen werden, indem wir unsere konventionelle Perspektive von Sex auflockern und uns für einen neuen Weg öffnen.

PROBLEMLÖSESCHEMA: SLOW SEX

Wie ich euch im Fehler Nummer 10 (siehe ab Seite 105) schon vorgestellt habe, war der Gamechanger für Conrad und mich Slow Sex. Dieses Konzept bricht mit dem konventionellen Bild der Sexualität und ist ähnlich wie Yoga oder Meditation eine Form, gemeinsam mit dem Partner, der Partnerin zu sich selbst zu kommen. Kernpunkt dieses Ansatzes ist, dass man sich als Paar wieder beginnt, fernab von Leistungsdruck, zu begegnen und den Kontakt zu genießen, ohne dadurch auf etwas hinzustreben (wie dem Orgasmus).

Für alle, die also Lust haben, sich ihre Sexualität freudvoll zurückzuholen, kann ich dieses Konzept[44] als Lösung wirklich nur von ganzem Herzen empfehlen.

Auch wenn es hier mehr bedarf, als sich einfach nur einen Überblick über die Prinzipien zu verschaffen, um als Paar gemeinsam in diese neue Form der Sexualität einzutauchen, möchte ich dir die aus meiner Sicht wichtigsten Punkte an der Stelle dennoch skizzieren, damit du ein Gefühl für diese Philosophie bekommst.

1. Entspannung

Wer kennt das nicht: Wenn er diesen einen Blick auflegt und dich auf die eine spezielle Art und Weise berührt, weißt du sofort, worauf er hinauswill. Das setzt dich vielleicht unter Druck oder bringt dich gar in Distanz: Dein Körper und deine Gedanken spannen an. Und wenn er merkt, dass sein Bemühen nicht fruchtet, kommt auch er unter Druck.

Das darf alles als Allererstes gehen! Durch Slow Sex darf eure Sexualität wieder leicht, spielerisch und im positiven Sinne unverbindlich werden. Das schafft ihr, indem ihr zuallererst euren Gedanken und Körpern erlaubt, sich im Kontakt zueinander wieder zu entspannen.

2. Nicht streben

Der Orgasmus ist für viele der Grund, warum sie sich sexuell begegnen. So geht es beim konventionellen Sex viel um Reibung, Gehoppel und Performanz. Beim Slow Sex geht es dahingegen viel mehr um authentische Begegnung, aus der heraus alles geschehen kann, aber nichts geschehen muss. Es geht darum, sich wieder körperlich zu begegnen und dabei entspannt zu sein und zu bleiben – ohne Ansprüche an sich selbst oder an den anderen zu stellen. Konkret heißt das, dass der Orgasmus nicht mehr das einzige Ziel der sexuellen Begegnung ist. Was nicht bedeutet, dass er nicht passieren darf. Aber eben nicht mehr muss.

3. Bewusstsein

Im konventionellen Sex sind wir häufig so damit beschäftigt, wie wir wohl gerade aussehen, was der andere wohl gerade denkt, ob es ihm gefällt oder wie wir doch noch auf unsere Kosten kommen könnten. All das trennt uns von den tatsächlichen körperlichen Empfindungen, die in dem Moment eigentlich schon da sind – und die sind meistens wunderschön. Wenn dein Mann dir den Rücken streichelt, bist du gedanklich wahrscheinlich dabei, wie lange es wohl dauern wird, bis du endlich weiter deine Serie schauen kannst, anstatt seine Hand und die Berührung tatsächlich zu spüren. Und zu genießen.
Für mich war es tief beeindruckend zu erleben, wie viel ich durch konventionellen Sex verpasst habe. Und wie viel da ist, wenn wir es uns als Paar erlauben, den Druck rauszunehmen und *diese* Berührung voll zu fühlen und zu erleben. Und dann die nächste. Und die nächste.

SPOILER: für Frauen eine Orgasmus-Garantie! – Ich weiß, Slow Sex strebt das nicht an. Aber ebendiese Entspannung ist das, was vielen Frauen fehlt, um leicht zum Höhepunkt zu kommen.

5. Humor

Diana Richardson lädt in ihren Kursen und Workshops dazu ein, Sex zwar als etwas Heiliges zu betrachten, aber das Ganze nicht zu ernst zu nehmen. Wenn man sich an etwas radikal Neuem übt, wie dieser Form von Sexualität, werden schräge, witzige Dinge passieren. Und wir tun als Paar sehr wohl daran, wenn wir es uns erlauben, darüber zu lachen.

SPECIAL CASE: FREMDVERLIEBEN

Zunächst einmal: Fremdverlieben ist supergängig und an und für sich noch kein großes Drama. Lass uns schauen, wie ihr als Paar konstruktiv damit umgehen könnt: Wenn du dich fremdverliebst, zeigt sich darin immer eine Sehnsucht. Und darin steckt eine spannende Information, die du in deiner Partnerschaft nutzen kannst, um euer Liebesleben wiederzubeleben.

Beispiel: Da war mein Crush auf Lars. Conrad war damals in den Endzügen seiner Diplomarbeit und hatte lobenswerterweise seinen ganzen Fokus genau darauf. Er war den ganzen Tag in der Bibliothek, machte Sport und ging früh ins Bett. *Ich* hatte zu dem Zeitpunkt meine Masterarbeit schon abgegeben und war in einem komplett anderen Modus. Da kam Lars in mein Leben. Mit ihm konnte ich wild sein und feiern, was das Zeug hielt. Er war sweet und gab mir die Leichtigkeit, die zu meiner damaligen Lebensphase passte.

Es war klar, dass da die Sehnsucht nach Leichtigkeit und Freiheit war, die ich mit Conrad zu dem Zeitpunkt nicht leben konnte.

Einfach weil der arme Kerl ja noch in der Bibliothek saß. Und schon auch ein bisschen, weil er einfach generell nicht so der wilde, durchgeknallte Partytyp ist, wie ich es zumindest damals war. Und das war ja eigentlich auch gut so – denn seine Ruhe war das, was mir ganz lange sehr gutgetan hat.

Aber im Sommer 2013 fehlte mir etwas. Es war wichtig, mir zuzugestehen, dass ich dieses Bedürfnis trotzdem fühlen und leben darf, ohne dadurch die Beziehung infrage stellen zu müssen. Und es war wichtig, Conrad von meinem Bedürfnis zu erzählen, das in dem Crush auf Lars zum Ausdruck kam. Indem ich mir die Erlaubnis von ihm abholte, das Bedürfnis mit Lars leben zu dürfen, verlor die ganze Nummer automatisch an Reiz. Und gleichzeitig war Conrad für mich attraktiver denn je. Weil ich gefühlt habe: Er lässt mich frei sein, wenn ich das brauche. Was für mich nicht nur der ultimative Liebesbeweis war und ein triftiger Grund, bei ihm und treu zu bleiben. Sondern vor allem eins: die Erfüllung meines Bedürfnisses nach Leichtigkeit und Freiheit.

Wenn du merkst, dass du einen Thrill für jemand anderen hast, ist das an und für sich noch nicht schlimm. Es zeigt dir einfach nur auf, was dir sehr wahrscheinlich in deinem (Liebes-)Leben gerade fehlt. Und darüber darfst du mit deiner Liebsten ins Gespräch gehen. Und du darfst dieses Bedürfnis auch leben.

Im besten Fall findet ihr eine Variante, wie ihr gemeinsam dieses Bedürfnis beleben könnt. Aber auch das muss nicht immer sein. Vielleicht gilt es für dich dann vielmehr, irgendetwas ganz Neues auf einer ganz anderen Ebene zu probieren, damit dieses Gefühl wieder Einzug in deinem Leben halten kann.

Gehe selbstverantwortlich mit deinen Bedürfnissen um und bleibt ehrlich und transparent miteinander. Erschafft euch eine Gesprächskultur, in der ihr über diese Dinge sprechen könnt. Dann kann eure Beziehung sogar daran wachsen, wenn du fremdverliebt bist.

SPECIAL CASE: NEID AUFS KIND

Wenn die Beziehung kriselt, kommt es tatsächlich nicht selten vor, dass sich Elternteile aus der Beziehung zu ihren Kindern Attribute ziehen, die sie in der Partnerschaft vermissen. Beispielsweise körperliche Nähe (ohne pädophil sein zu müssen!), nach emotionaler Bestätigung, nach bedingungsloser Liebe, nach dem Gefühl, gebraucht zu sein, dem Bedürfnis nach Leichtigkeit.

Oder es ist andersrum und das Kind wird als Störfaktor erlebt, das einem hauptsächlich die eigene Frau wegnimmt. Oder aber man wird wehmütig, weil er im Umgang mit den Kindern das lebt, was man selbst auch gerne hätte *(»Bei ihr ist er so einfühlsam und empathisch, aber für mich interessiert er sich überhaupt nicht«).*

So oder so: Diese Gefühle kommen häufiger vor, als man sich das vielleicht eingestehen möchte. Neid auf das Kind ist in Elternpaarbeziehungen sehr verbreitet. Und es ist für alle Beteiligten von erheblicher Relevanz, diese Thematik anzugehen. Das Ganze ist häufig sehr schambesetzt und es braucht viel Fingerspitzengefühl, um dieses Thema konstruktiv anzusprechen, egal in welcher Richtung.

Wenn du neidisch bist auf das Kind, empfehle ich dir, dich damit authentisch zu zeigen. Du darfst betonen, dass dir das unangenehm ist und dass dir auf einer rationalen Ebene auch irgendwie klar ist, dass das daneben ist. Aber dass es trotzdem da ist. Dahinter versteckt sich deine Sehnsucht. Und damit bist du wunderschön und absolut vollkommen. Du darfst und solltest dich deinem Partner oder deiner Partnerin damit zeigen.

Wenn du ohne Vorwurf bist und dich mit deinem Wunsch zeigen kannst, ist das eine wundervolle Ausgangsgrundlage, um dir mehr davon in dein Beziehungsleben zu holen. Prüfe auch total gerne selbstkritisch für dich, was du dazu beitragen kannst, damit dein Gegenüber sich auch wieder eingeladen fühlen kann, diesen Aspekt mit dir gemeinsam zu leben.

Wenn du den Eindruck hast, dass sich dein Partner aus der Beziehung mit dem Kind etwas holt, woran es bei euch in der Beziehung gerade mangelt, empfehle ich dir Folgendes: Führe dir zuallererst vor Augen, dass du mit Vorwürfen nichts verändern wirst. Gehe milde und offen in das Gespräch. Dann würde ich so etwas sagen wie: »*Hey, ich hab dich vorhin mit Max beobachtet und es war so schön zu sehen, wie innig ihr miteinander wart. So verbunden und nah. Wirklich schön.*«
… (Pause, lass sie/ihn etwas dazu sagen) …
»*Ich hatte so den Gedanken … dass ich es schön fände, wenn wir beide auch wieder mehr von dieser Nähe hätten. Es fehlt mir, dass du mich so anschaust … dass wir nah miteinander sind. Geht es dir auch manchmal so?*«
… (Pause, lass sie/ihn etwas dazu sagen)…
»*Was meinst du, wollen wir gemeinsam darauf schauen, was es braucht, dass wir das wiederbeleben können?*«
Wenn ein Partner ein Bedürfnis in der Eltern-Kind-Beziehung kompensiert, dann weil es ihm/ihr in der Elternpaarbeziehung fehlt. Und das ist de facto auch eurer beider Verantwortung. Daher: Übernimm deinen Part der Verantwortung und trage deinen Teil dazu bei, dass der aktuell noch kompensierte Part in der Beziehung zu euch wiederbelebt wird.

KONFLIKTPUNKT FINANZEN

Eines der häufigsten Konfliktfelder dreht sich rund um das Thema Finanzen. Durch Kinder kommt die Gleichberechtigung zwischen den Eltern häufig ins Wanken – auch deswegen, weil er durch die Erwerbstätigkeit oft an einem längeren Hebel sitzt als sie, die sich in den allermeisten Fällen in der ersten Zeit um das Kind kümmert.

Und darin steckt unfassbar viel emotionaler Wumms. Hier geht es meistens nur sehr bedingt um Geld, sondern vielmehr um Wertschätzung und Honorierung. Um Macht und Abhängigkeit. Um Angst und Sicherheit. Und um Gleichberechtigung und Augenhöhe. Und auch hier geht es in allererster Instanz darum, mithilfe der 4-S-Methode genau *diese* Themen auf den Tisch zu bringen. Ich finde, an diesem Beispiel wird es besonders deutlich, dass wir im Gespräch auf die Bedürfnisebene gehen müssen, um wirklich konstruktive und zielführende Lösungen erarbeiten zu können.

Lass uns aber doch zunächst gemeinsam darauf schauen, welche Themen auf beiden Seiten dabei berührt werden können, um dann auf das konkrete Problemlöseschema einzugehen: Eine Frau wird ja tatsächlich für ihren Beitrag, den sie durch Care-Arbeit leistet, monetär nicht wertgeschätzt. Unsere Konditionierung sagt uns, dass Wert durch Leistung, also durch Erwerbstätigkeit, geschöpft wird. Kinder zu begleiten, läuft doch nebenher, ist leicht und doch ein Segen und wird mit dem Lächeln deiner Kinder honoriert (F*ck of u #!*$§#).

Der Wert der Care-Arbeit wird uns nicht beigebracht. Der Wert der Care-Arbeit wird in unserem Land auch nicht gelebt. Da sich die Wertigkeit der Alltagsaufgaben nicht in materiellen Dingen messen lässt, fällt es uns so schwer, den Wert zu honorieren. Für sie und für ihn. Eigentlich für die ganze Kultur. Und das ist ein sozialpolitisches und ein gesellschaftliches Problem. Befeuert wird der Konflikt um die Finanzen häufig dadurch, dass auch er mit dieser Konditionierung die Rolle des Brotverdieners übernimmt (»Den *wahren* Wert steure ich durch meine Erwerbstätigkeit bei«). Und das hinterlässt viele Frauen mit Ohnmacht.

Das Prinzip gleicht dem psychologischen Konzept der erlernten Hilflosigkeit: Ich mache, ackere und tue – den ganzen Tag. Ich mühe mich ab. Und habe dennoch keine Aussicht, aus dem Gefängnis der Minderwertschätzung und der Demütigung der Nicht-Honorierung zu entkommen. Das hinterlässt mich hilflos. Häufig auch mit einem reduzierten Selbstwert, bis hin zu Depression. Weil nicht gesehen und honoriert wird, was ich leiste. Und ich dann auch noch gefühlt betteln muss, wenn ich einen Erziehungskurs machen möchte, den ich mir so sehr wünsche, um es *noch* ein bisschen besser machen zu können. Weil er das Geld einfährt. Und das tut weh.

Und wie sieht es auf der Seite des Mannes aus? Männer erleben es häufig so, dass sie bereits alle ihre Ressourcen investieren, um die Familie zu ernähren. Eine finanzielle Forderung der Frau wird dann häufig als ein weiteres Ziehen an seinen Ressourcen erlebt. Das fühlt sich anstrengend an und hinterlässt viele Männer tatsächlich auch mit dem Gefühl, nicht wertgeschätzt zu werden mit dem, was sie doch schon alles beitragen. Und natürlich geht es bei Geld auch um Macht und Kontrolle. Wenn ihm gesagt wird, für was er sein Geld ausgeben soll, ist das eine Form des Kontroll- und Machtverlusts. Und das ist maximal bedrohlich und wird deswegen häufig abgeschmettert. Und natürlich wird das durch äußeren Stress verstärkt. Wenn durch die Elternzeit ein Gehalt wegfällt, die Raten für das Haus aber trotzdem getilgt werden müssen und Urlaub aber auch noch eingefordert wird – dann erzeugt das Stress, und das führt häufig zu noch weiterem Rückzug. Druck führt immer zu Gegendruck.

Für beide ist es interessant, sich auch vor Augen zu führen, wie sie bezüglich Geldes sozialisiert worden sind. Und welche Ängste damit für sie verbunden sind. Wurde dir vorgelebt, dass Geld eine Form von Energieaustausch ist, etwas, das immer irgendwie kommt und zur Genüge da ist? Oder hast du gelernt, dass man Geld zusammenhalten muss? Dass das etwas ist, wofür man hart arbeiten und kämpfen muss? Etwas, das einem die anderen nur aus der Tasche ziehen wollen? Etwas, das man nicht einfach so auf den Kopf haut? Natürlich wirkt das auch noch heute auf deinen Umgang mit den Finanzen. Wenn ihr hier also einen Konfliktpunkt habt, ist es sicher eine gute Idee, sich erst mal darüber zu unterhalten, *was für eine Beziehung ihr zu Geld habt.* Tauscht euch außerdem darüber aus, was ihr

mit Geldausgeben verbindet. Superhäufig kommt dabei raus, dass ein Paar eigentlich ähnliche Absichten verfolgt und nur komplett entgegengesetzt damit umgeht. Für sie ist es zum Beispiel eine Form der Fürsorge, Geld für die Familie auszugeben. Für ihn ist es eine Form der Fürsorge, das Geld für die Familie zusammenzuhalten.
Nicht selten verbirgt sich hinter dem Finanzthema aber auch ein Vertrauensthema: *»Sie kann einfach nicht mit Geld umgehen«, »Er ist viel zu verschwenderisch«*. Dahinter versteckt sich meistens eine Angst: Angst vor Mangel. Und das ist häufig ein dynamischer Konflikt. Ich finde es extrem wichtig, uns vor Augen zu führen, dass durch das Thema Geld auf beiden Seiten extrem wunde und existenzielle Punkte berührt werden. Lasst uns gemeinsam daran erinnern, dass der Grund für das aktuelle Verhalten deines Gegenübers sehr, sehr wahrscheinlich *nicht* darin begründet ist, dass er/sie ein Arschloch ist. Sondern dass er/sie sehr wahrscheinlich von Ängsten oder unerfüllten Bedürfnissen getrieben ist. Und dass du hier durch Härte, Druck, Forderungen und Angepisst-Sein nichts erreichen wirst. Durch Rückzug und Schmollen übrigens auch nicht. Sondern dass wir einander aufrichtig interessiert und milde begegnen müssen, um uns mit unseren wahrhaftigen Themen gegenseitig zu erkennen. Hier kann Veränderung geschehen. Und hier können dann übrigens auch wieder konstruktive Lösungen gefunden werden.

PROBLEMLÖSESCHEMA

Erinnert euch daran, dass das Thema Druck an dieser Stelle ganz weit draußen sein sollte. Richtet euch vorher wirklich bewusst aus und nutzt die 4-S-Methode (siehe Seite 116), um euch in eine gesunde erwachsene Frequenz zu bringen, auch um das Gegenüber wirklich mit seinen Themen sehen und annehmen zu können.

Bevor es hier um konkrete Lösungsfindung geht, dürft ihr euch erst mal noch über ein paar Punkte austauschen:

1. Mehr Verständnis

Tauscht euch zunächst über folgende Fragen aus:

- Was ist unsere Prägung mit Geld? Wie sind beispielsweise unsere Eltern mit Geld umgegangen?
- Was für Lebenserfahrungen habt ihr gemacht, die eure Beziehung zu Geld geprägt haben?
- Wie ist eure aktuelle Beziehung zu Geld?
- Was für eine Beziehung zu Geld wünscht ihr euch?

Dann ist folgender Fragenblock auch unfassbar wichtig:

- Was ist euch in eurem Leben wertvoll?
- Was macht eine Sache für euch wertvoll?
- Was ist euch in eurem Leben wirklich wichtig?
- Wie viel Wert schreibt ihr diesen Dingen zu? Wenn ihr dafür bezahlen müsstet, welchen Preis fändet ihr angemessen?
- Was braucht ihr, um den Wert eures Beitrags für die Familie zu fühlen?

So kann beispielsweise er für sich am Ende erkennen, dass er eher ein Mangel-Mindset aus seinem Elternhaus mitbekommen hat, was Geld anbelangt, aber auch für sich festhalten, dass seine Familie das Wichtigste in seinem Leben ist. Und dass sein oberstes Bestreben ist, dass es ihnen gut geht. Sodass er den Anteil, den er durch seine Erwerbstätigkeit dazu beitragen kann, gänzlich und vollständig hingeben will, damit es seiner Frau und damit seinen Kindern gut geht. Und damit ihm, weil er dem Wertvollsten in seinem Leben dienen konnte.

2. Karten auf den Tisch

Sprecht darüber, was ihr euch wünscht. Ohne Druck. Ohne den Anspruch, dass der andere das auch erfüllen muss. Zeigt euch einfach mit dem, wonach ihr euch sehnt. Beispiel:

Carla: »*Ich will frei sein und mein Leben genießen, ohne über Geld nachdenken zu müssen.*«
Mats: »*Ich will die Früchte meines Erfolgs auch mit meiner Familie genießen. Aber ich brauche auch Sicherheit und Konstanz, dass ich das in fünf Jahren noch genauso kann.*«

3. Den gemeinsamen Nenner finden

Sprecht miteinander darüber, was eure Visionen verbindet, und findet einen gemeinsamen Nenner, der für euch beide stimmig ist. Beispiel des gemeinsamen Nenners von Carla und Mats: Genuss und Sicherheit.

4. Finanzielle Wege brainstormen

Sammelt an der Stelle mal alle Punkte, die euch einfallen, um diesen gemeinsamen Nenner finanziell ausdrücken zu können. Hier geht es noch nicht darum, Lösungen zu finden, sondern erst mal um ein offenes Assoziieren, welche Möglichkeiten es geben könnte.
Schreibt alles auf! Verschiedene Konten, ein Gemeinschaftskonto, Sparbuch, Investment in Aktien, Kryptowährung, Immobilien … Welche Wege gibt es?

5. Findet euren Weg!

Sprecht darüber, welche Varianten aus dem Brainstorming für euch in Betracht kommen und wie ihr sie vereinbaren und kombinieren könnt, damit jeder von euch mit seinen jeweiligen Bedürfnissen berücksichtigt wird.
Conrad und meine Lösung ist, dass 100 Prozent unserer jeweiligen Einnahmen auf ein Gemeinschaftskonto fließen. Davon ziehen wir den Anteil für unsere monatlichen Fixkosten auf ein Unterkonto. Von dem, was übrig bleibt, investieren wir monatlich 50 Prozent, um Rücklagen aufzubauen. Die anderen 50 Prozent stehen uns beiden uneingeschränkt zum Ausgeben zur Verfügung.

KONFLIKTPUNKT (FREI-)ZEIT

Ein brennender Konfliktpunkt zwischen Elternpaaren ist die Einteilung der Zeit. In jeglicher Form! Wer darf wann wie viel arbeiten? Wer bleibt wann zu Hause? Wer kümmert sich wann und wie viel um die Kinder? Wer hat wann Zeit für sich? Wie viel Zeit haben wir zusammen, als Paar, aber auch als Familie?

Wichtig finde ich es, sich vor Augen zu führen, dass das an und für sich alles lösbare Konflikte wären, wenn das eigentliche Thema wäre: »Ich brauche mehr Zeit für mich.« Dann könnte man das Ganze theoretisch auf der Planungsebene angehen und gemeinsam lösen. Die Tatsache, dass das meistens eben nicht so easy-cheesy möglich ist, zeigt, dass sich dahinter eigentlich immer ein dynamischer Konflikt verbirgt. Deswegen gilt es auch hier – again –zuallererst mithilfe der 4-S-Methode (siehe Seite 116) die jeweilige Dynamik aufzudecken, um auf der richtigen Ebene miteinander sprechen und passende Lösungen finden zu können.

Zum gegenseitigen Verständnis finde ich es an der Stelle superwichtig, dass wir uns vor Augen führen, dass Elternschaft uns von Anfang an in unterschiedlichem Maße beeinflusst: Für eine Frau steht von Anfang an die komplette Welt Kopf. Ihr Körper verändert sich, ihre Hormone und damit häufig ihr inneres Erleben ändern sich. Ich kann mich noch so gut an diese erste, frühe Schwangerschaftsphase erinnern und daran, wie krass es für mich war, dass augenscheinlich für alle, inklusive Conrad, das Leben irgendwie einfach weiterzugehen schien, während sich für mich schon alles geändert hatte. Für viele Frauen bedeutet Schwangerschaft Übelkeit, Müdigkeit, gespannte Brüste, emotionale Überflutungen, neue Ängste, Nestbautrieb – und in manchen Fällen auch Beschäftigungsverbot. Während Männer erst mal neun Monate weiterhin ihr Leben weiterleben. Und ja, dann gibt es Studien, die zeigen, dass sich im ersten Lebensjahr des Kindes auch der Hormonhaushalt und der Lebensfokus des

Mannes ändern. Und dennoch ist der »Bruch« für sie definitiv ein anderer als für ihn. Emotional, körperlich und beruflich.

Meistens ist es so, dass es, je nach Persönlichkeit und Dynamik, für einen der Partner leichter und selbstverständlicher ist, sich Zeit für sich rauszunehmen.

An der Stelle entsteht in den allermeisten Fällen Härte, Frust, vielleicht sogar auch Ablehnung und Aggression. Wir fangen an, uns die Dinge gegenseitig vorzuhalten und kleinkariert abzurechnen. Da wir durch das Elternsein meistens selbst so am Limit sind, zeigen wir dann auch gerne mit dem Finger auf den/die andere:n und blicken neidisch oder abwertend auf das, was er/sie (nicht) tut. Und dann entstehen Gedanken wie: *»Sch*ße, ich bin so am Arsch. Der Penner sollte mehr machen.«*

Dabei vergessen wir schnell, dass wir ja eigentlich im selben Boot sitzen. Und dass Elternsein für beide – auf unterschiedliche Art und Weise, aber definitiv für beide – anstrengend und fordernd ist. Stattdessen wäre es in Anlehnung an den wundervollen Stand-up-Comedian und Bestseller Autor Moritz Neumeier[45] also nicht nur leichter, sondern auch sehr viel konstruktiver, wenn wir stattdessen denken würden: *»Sch*ße, ich bin so am Arsch. Er bestimmt auch!«*

Denn damit das Boot nicht sinkt, ist es wichtig, dass die Löcher auf beiden Seiten gestopft werden. Und dafür müssen wir aus dem gegenseitigen Bekriegen rauskommen und anfangen, wieder an einem Strang zu ziehen. Das beginnt damit, wie wir die Zeit bewerten, die sich der andere für sich nimmt: Ist es etwas, das er mir wegnimmt? Ist das Zeit, die mir verloren geht, um zu arbeiten oder um Zeit für mich zu haben? Oder ist das etwas, das mich indirekt auch unterstützt? Denn wenn er gestärkt wieder ins Familiensystem kommt, kann ich ihn auch wieder ganz anders belasten. Er kann mit ganz anderen Kapazitäten am Start und damit auch *wirklich* da sein.

Als ich angefangen habe, mich selbstständig zu machen, war jede Minute, die Conrad nicht da war, ein Abzug von meiner Arbeitszeit (wir haben sieben Jahre Kita- und Kiga-frei mit unseren Kindern gelebt). Deswegen habe ich die Minuten seines 8,5-Stunden-Tages abgezählt und sobald er die Türe betrat, habe ich ihm die Kinder in die Arme gedrückt, mit der Erwartung, dass er mir jetzt den Rücken freihält. Das mündete dann ganz häufig darin, dass die Kinder mir auf die Nerven gegangen sind, während er sich gerade noch seinen Kaffee gekocht hat. Und das hat mich unfassbar wütend gemacht! Unser Gamechanger war, als sich Conrad nach Feierabend erst mal noch 30 Minuten für sich genommen hat. Das war augenscheinlich erst mal ein Abzug meiner potenziellen Arbeitszeit. Aber wenn er Sport gemacht hatte, bevor er nach Hause kam, war er ganz anders in seiner Kraft und konnte dann wirklich mit vollem Fokus da sein. Meistens hat er sich dann die Kinder geschnappt und ist mit ihnen rausgegangen, sodass ich in Summe nie wirklich weniger fokussierte Arbeitszeit hatte.

Und es geht weiter damit, wie wir mit der Zeit umgehen, die sich der andere für sich nimmt. Nicht selten passiert es, dass Partner A Partner B einen Zuspruch macht, dann aber im Nachhinein vorwurfsvoll wird – etwas, das im Englischen als »peeing on the gift« bezeichnet wird. Wenn ich ehrlich bin, hab ich das auch gemacht … Wenn Conrad samstags vom Fußballspielen kam, hatte ich häufig so eine leicht picksige, schnippige Grundhaltung, die suggerierte: *»Also jetzt bist aber du dran, Freundchen!«* – Auch, um ihm so ein Stück weit zu signalisieren: *»Das ist jetzt schon viel, was ich da für dich gemacht habe. Und wenn ich ehrlich bin, erwarte ich Genugtuung und endlosen Dank.«* Es ist lohnenswert, sich darin zu üben, darauf zu verzichten. Wenn sich unsere Partnerin die Zeit für sich rausnimmt, dann sollten wir ihnen das auch wirklich und von Herzen zusprechen.

Ich weiß aus eigener Erfahrung, was das für eine Challenge für mich war und auch immer noch ist: mir den Raum für mich wirklich rauszunehmen. Es ist immer noch schuldbehaftet, wenn ich mich, wie jetzt gerade, aus der Familie rausziehe, um dieses Buch zu schreiben. Und ich bin in tiefer Dankbarkeit, mit Conrad einen Mann an meiner

Seite zu haben, der mir niemals darauf pissen würde. Sondern mir es immer und mit vollem Herzen zugesprochen hat, für mich und für meinen Weg loszugehen. Und diese Rückendeckung hat jede:r von uns verdient. Wir dürfen anerkennen, dass es indirekt auch immer uns stärkt, wenn unser Partner in seine Kraft kommt.

Und es muss auf struktureller Ebene dafür gesorgt sein, dass das für beide von beiden möglich gemacht wird. Denn nur wenn die Löcher auf beiden Seiten gestopft werden, kann das Schiff langfristig über Wasser bleiben.

Hierfür darfst du als Frau lernen, vorwurfsfrei zu fordern, indem du dich authentisch mit deinen Grenzen und Bedürfnissen zeigst. Indem du dich schwach zeigst, statt die Krallen auszufahren. Indem du deine Wünsche ansprichst, statt Vorwürfe zu machen. Wenn du dich als Frau vorwurfsfrei mit dem zeigst, was du dir wünschst, entsteht auch wieder der Raum für die männliche Kernkompetenz, Lösungen finden zu wollen. Wenn er sich von dir geliebt fühlt und dein Vertrauen in seine Kompetenz fühlt, wird er Berge für dich versetzen. Das gilt es dann wiederum von dir wertschätzend anzunehmen und anzuerkennen.

Und als Mann darfst du lernen, sie zu berücksichtigen, indem du Rückmeldungen von ihr annimmst. Viele Männer erleben das als eine Form von Inkompetenz, was häufig verbunden ist mit etwas tiefer sitzenden Ängsten. Wenn sie ihm etwas von sich erklärt, tendiert er häufig dazu, das kleinzureden, trotzdem sein Ding durchzuziehen oder gar nicht erst zu versuchen, es umzusetzen – aus Angst zu versagen. Und um ein Gefühl von Inkompetenz zu vermeiden. Dabei ist es ein Zeichen wahrhaftiger Größe und Stärke, wenn wir bereit sind, uns unseren Ängsten zu stellen. Wenn du beginnst, sie zu berücksichtigen, erhöhst du exorbitant die Wahrscheinlichkeit, von ihr die Wertschätzung und Anerkennung zu bekommen, nach der es dich hinter der Härte eigentlich sehnt. Wenn du beginnst, nicht nur dir selbst, sondern auch deiner Frau zu dienen, entsteht wieder Raum für die eigentlich weibliche Kompetenz, dich mit Liebe zu umhüllen.

Auch hier ist der anspruchsvollste Part, aus der Verhärtung in eine Weichheit dem anderen gegenüber zu finden. Denn nur aus einer Milde heraus können wir unser Gegenüber wirklich erreichen und berühren. Und damit erhöht sich die Wahrscheinlichkeit, dass wir gemeinsam wieder in ein konstruktives Lösungsfinden eintreten können. Auf der Verhaltensebene ist die Lösung, wie immer, dann wieder eigentlich ziemlich leicht.

1. Sammeln!

Sammelt zunächst, frei von Vorwurf oder Bewertungen, wer von euch was braucht, um sich gut und ausgewogen zu fühlen. Haltet dafür jeweils Informationen zu folgenden Punkten fest:

- Wie viel Zeit wünsche ich mir für mich und für meine Hobbys?
- Wie viel Zeit wünsche ich mit der Familie?
- Wie viel Zeit wünsche ich mir für uns als Paar?

Und:

- Wie viel Zeit brauche ich, um meiner Arbeit nachgehen zu können (Care-Arbeit UND Erwerbstätigkeit zählen hier gleichermaßen! Denn gerade weil der Staat und die Gesellschaft Care-Arbeit nicht honorieren, sollten wir es als Paar dafür umso mehr tun!).
- Wie viel Zeit brauche ich, um sonstigen Pflichten für die Familie nachgehen zu können?

Bitte behaltet im Hinterkopf, dass ihr verschieden sein dürft! Wenn eine:r von euch das Bedürfnis nach mehr Zeit für sich oder nach mehr Zeit für Erwerbstätigkeit hat, ist das nicht schlechter als das Bedürfnis nach mehr Zeit für die Familie. Hier geht es erst einmal darum, zu sammeln, um im nächsten Schritt zu schauen, wie ihr das alles vereinbaren könnt, damit jede:r gleichermaßen berücksichtigt wird.

2. Planen!

Schnappt euch einen Wochenplan und plant zunächst die Zeitslots für die obligatorischen Dinge (Arbeit und Pflichten). Schaut dann, welche Slots noch übrig sind und wie ihr zunächst die Einheiten für eure jeweilige Zeit fair in diese Woche verteilen könnt. Dann schaut ihr, wo ihr noch einen Slot für die Familie und die Paarzeit legen könnt.
Achtet dabei auf Ausgewogenheit. Und ja, hier darf verhandelt werden. Wenn er beispielsweise jedes Wochenende den ganzen Samstag beim Fußballspielen ist, kann sie ihm das zusprechen, wenn sie dafür einmal im Monat, wenn er samstags vom Fußballspielen nach Hause kommt, über Nacht in ein Hotel gehen kann. Außerdem möchte sie dafür auch jeden Sonntag ausschlafen und danach Sport machen, um dann den Sonntagnachmittag für die Familie reserviert zu wissen.

3. Special Rules

Haltet auch fest, wie ihr mit Ausnahmen umgehen wollt: Wie regelt ihr beispielsweise die Betreuung im Krankheitsfall der Kinder? Wer übernimmt die Betreuung in den Schulferien? Stellt Regeln auf, die für euch beide gerecht und fair erscheinen. Auch hier darf wieder verhandelt werden. Achtet nur darauf, dass es wertschätzend und respektvoll bleibt und dass ihr am Ende ein Ergebnis habt, mit dem ihr beide gut leben könnt.

SPECIAL CASE: ICH WILL ARBEITEN!

Ich höre häufig an der Stelle, dass es vielen Eltern noch nicht mal um irgendwelche fancy Zeitslots für sich geht, sondern vielmehr um ganz grundlegende Dinge wie Arbeiten. Oder Schlaf nachholen. Und ich kenne es von mir selbst nur zu gut, dass hier schnell die

Tendenz entsteht, pissed auf IHN (let's face it, meistens ist es so rum!) zu sein. Ich kenne dieses Gefühl der Ungerechtigkeit, dass er seine 8,5 Stunden pro Tag ohne Wenn und Aber zur Verfügung hat, während meine vier Stunden so häufig unterbrochen werden durch irgendein Kinder-Drama-Gedöns – einfach nur, weil ich selbstständig und im Homeoffice bin. Wie fies ist das!

Und für mich war es wirklich superwichtig, erst einmal anzuerkennen, dass es auch für Conrad doof ist. So gefesselt zu sein. Und von der Baustelle nicht so leicht in die Schule fahren zu können, wenn sich Mala den Finger gequetscht hat, wie für mich, die ja »nur« am Laptop um die Ecke sitzt.

Ich finde es wichtig anzuerkennen, dass wir als Elternpaar von der Politik und von der Kultur eigentlich vor eine scheinbar unlösbare Aufgabe gestellt werden: Wenn beide arbeiten und gut für ihre Kinder da sein möchten, ohne als Paar abzusaufen, und das auch noch ohne jegliche familiäre Unterstützung und ohne Millionäre zu sein, die sich einfach jede externe Hilfe kaufen können, ist das verdammt hart. Und superhäufig geht es einfach nur ungerecht zu. Conrad und mir hat es mega geholfen, gemeinsam anzuerkennen, dass es genau das ist: sch*ße noch mal hart! Und an vielen Stellen verdammt unfair. Das von ihm zugesprochen zu bekommen, ohne Wenn und Aber, tat gut.

Und es hat geholfen, uns einzugestehen, dass niemand gewinnt, wenn wir jetzt on top auch noch anfangen, uns gegenseitig dafür zu bekriegen. Sondern dass wir stattdessen vielmehr darauf schauen sollten, wie wir uns gegenseitig ermächtigen können. Um mit der Ungerechtigkeit dieser Welt so gut wie möglich umgehen zu können. Das war nicht nur eine große Wohltat für uns beide, sondern vor allem auch wirklich eine große Entlastung. Denn eine unterstützende Beziehung ist eine der wichtigsten Ressourcen für das Leben!

... UND WENN SIE NICHT GESTORBEN SIND, DANN STREITEN SIE NOCH HEUTE

Soll ich dir was verraten? Bei 90 Prozent der Dinge, die ich hier niedergeschrieben habe, hätte ich an unserem katastrophalen Ausgangspunkt von 2015 einen latenten Würgereiz bekommen, wenn ich sie gelesen hätte. Ich kenne Gedanken wie »... und jetzt soll ich ihn dafür auch noch bauchpinseln, dass er endlich anfängt, etwas Selbstverständliches beizusteuern, oder was???!« oder »Ich habe hier eine berechtigte Erwartung. Keinen Wunsch! Sondern eine klare Erwartung. Und wenn du die mir nicht erfüllst, dann bin ich weg«. Ich kenne die Empörung. Ich kenne das Gefühl von Ungerechtigkeit und, ja, wenn ich ganz ehrlich bin, sogar das Gefühl von Ekel und Ablehnung. Und ich kenne die Überzeugung, dass wir schließlich kein Problem mehr hätten, wenn er sich einfach endlich ändern würde.

Heute kann ich sehen, dass mich all das vor allem immer weiter in die Härte getrieben hat. Und dass sich dahinter eine tiefe Not verborgen hielt. Wirkliche Verzweiflung. Und echte Einsamkeit. Und da war es sehr viel einfacher und bequemer, *ihn* dafür verantwortlich zu machen, während ich mich hinter dicken Mauern verschanzte. Wo ich ziemlich sicher war. Aber auch ziemlich alleine. Und vor allem: ohne Aussicht.

Heute kann ich sehen, dass ich damals einen vollkommen unnötigen Kampf gekämpft habe, der mich massiv viel Energie gekostet hat und keinerlei Ausblick auf irgendeine Form von Gewinn hatte.

Durch unsere Beziehungen kommen wir an die Themen mit Wumms. Je näher wir einander kommen, desto mehr berühren wir uns in unseren potenziell wundesten Stellen. Und das Ausmaß an Wumms, das sich durch diese ganze Mann-Frau-Geschichte mitunter auftut, lässt mich annehmen, dass es sich hierbei zuweilen auch um Schmerzpunkte handelt, die nicht nur uns selbst und unsere Geschichte betreffen, sondern mitunter ein ganzes Geschlecht. Die Epigenetik belegt, dass der ganze Schnodder vorangegangener Generationen vererbt wird und uns damit beispielsweise ein Gefälle von Macht und Ohnmacht zwischen Mann und Frau förmlich in den Zellen sitzt. Und es wird fühlbar. Es wird fühlbar, je näher wir einander kommen. Und das ist sch*ße noch mal Furcht einflößend. Da macht man doch lieber die Mauern hoch und zeigt mit dem Finger auf den anderen. Kann man machen. Bringt nur leider nichts. Beziehungsweise: Es verändert nichts. Sondern erhält transgenerationalen Sch*ß einfach weiterhin aufrecht. Wenn wir es schaffen, in den dunklen Stunden wie diesen gemeinsam stehen zu bleiben, statt wegzulaufen, um hinzuschauen und gemeinsam durchzugehen, können wir gemeinsam größer werden. Und über den ganzen Sch*ß hinauswachsen. Und zu denen erwachsen, die wir wirklich sind: Liebende.

Mein persönlicher Wendepunkt, der mich hinter meinen dicken, sicheren Mauern hervorlockte, war der Moment, in dem ich anerkannte, dass ich eigentlich gar nicht im Krieg bin. Sondern dass dieser sinnlose Kampf in meinem Kopf entsteht. Als ich anerkannt hatte, dass ich gar nicht hilflos ausgeliefert bin, sondern dass ich beginnen kann, meine Schrittabfolge in diesem Tanz zu ändern. Und dass wir so tatsächlich beginnen könnten, uns gemeinsam auf eine neue Art und Weise zu bewegen.

Einer der wohl unbequemsten, aber zeitgleich wirkungsvollsten Fragen, die ich mir dazu gestellt habe, ist die, ob ich gerade die Person war, mit der ich selbst gerne zusammen sein wollte. Und dazu musste ich definitiv erst mal sagen: nein! Wenn ich ganz ehrlich bin, war ich ganz schön ätzend. Daher galt es für mich erst mal, von meinem hohen Ross abzusteigen und selbst die Ärmel hochzukrempeln.

Die wohl wichtigste Erkenntnis dabei war, dass das, was ich so schmerzlich von ihm vermisste, in allererster Instanz etwas war, das mich selbst betraf. Und dass ich dem Denkfehler unterlag, dass

es seine Verantwortung und seine Aufgabe wäre, mir zu geben, was mir in der Tiefe so schmerzlich fehlte.
Ich habe ihm immer den Vorwurf gemacht, dass er mich nicht halten kann, wenn ich schwach bin. Und dass er mich immer wieder mit dem Gefühl hinterlässt, nur dann geliebt zu sein, wenn ich strahle. Wenn ich glänze und lache. Sobald ich aber auf meine Schattenseite komme – ist er weg. Das schmerzte so sehr. Und die Sehnsucht nach bedingungsloser Liebe war so groß. Und so alt! Das Groteske war: Ich war diejenige, die sich diese Erfahrung immer wieder selbst konstruiert hat. Ich tat immer so, als würde ich mich zeigen, war aber innerlich schon auf hab Acht und förmlich auf der Suche nach seinem Fehler. Und – quelle surprise – in den allermeisten Fällen fand ich ihn. Ach Quatsch: Ich fand ihn immer! Denn hinter meinem Vorwurf war ich sicher. Hier hatte ich nichts zu verlieren. Aber eben auch nichts mehr zu gewinnen.
Meine Aufgabe bestand zunächst darin, mich selbst in meiner Schwäche anzunehmen. Mir selbst zuzugestehen, in dieser Schwäche liebenswert zu sein. Um dann den Mut aufzubringen, mich ihm damit wirklich zu zeigen und im Kontakt mit ihm wirklich in dieser Schwäche anzukommen.
In dem Moment passierte etwas Magisches: Er war da! Er blieb da! Und er *konnte* mich halten! Das war die Erfahrung, nach der ich mich immer gesehnt hatte. Und die er beginnen konnte, mir zu schenken, als ich selbst kein »Nein« mehr dazu hatte. Das war mein persönlicher Proof of Concept: dass es immer mit mir beginnt.
Es ging für mich persönlich also zuallererst darum, mich selbst mit meinen Schwächen anzunehmen. Der nächste wichtige Meilenstein war für mich dann aber auch, mich für meine Stärken und für die Kompetenzen, die ich in die Beziehung einbringe, anzuerkennen. Anstatt darauf zu insistieren, dass Conrad mehr so werden müsste wie ich, damit ich mich entspannen kann. Sondern dass es eigentlich ganz großartig ist, wenn wir uns ergänzen.

Als ich begonnen habe, mich selbst für das zu würdigen, was ich mit meinem Wesen in diese Beziehung einbringen kann, konnte ich wieder erkennen, wenn er mich dafür ehrt (beispielsweise in seinem stolzen Blick). Und ich konnte wieder den Wert darin sehen, was er einbrachte. 2015 sah ich den profillosen Typ, der mir nach dem Mund redete. Heute sehe ich, dass Conrad schon immer mein sicherer Hafen war. Ein absolut selbstloser Mann, der mir bedingungslos den Rücken freihält, für was auch immer mich erfüllt.

Als ich es mir selbst erlaubt habe, ihm den Raum wieder zu öffnen, konnte er wieder beginnen, ihn einzunehmen. Und er erfüllt ihn heute in seiner schönsten Form. Was mich still und dankbar macht.

In vielen langfristigen Partnerschaften ist es so, dass das, was wir zu Beginn aufregend oder einfach nur wunderschön fanden, irgendwann zum Problem wird. Es ist fast so, als würde sich plötzlich die Art und Weise ändern, wie wir uns anschauen.

Neulich habe ich ein junges Paar beobachtet, das augenscheinlich mit dem ersten Kind schwanger war. Und als ich die Art und Weise sah, wie sie ihn anschaute, war mein allererster Gedanke: »Wartet *ihr* nur mal ab!« – … Denn das ist doch so häufig das Problem: Wir verlieren diesen Blick füreinander. Wir verlieren den Funken. Und das ist so schade, weil da doch eigentlich mal so viel da war. Aber irgendwie geht er verloren. Dieser Funke. Zwischen all dem Stress. All dem Streit. Und dem ganzen Chaos des Familienalltags.

Aber weißt du, was? Ihr könnt diesen Funken wieder zum Glühen bringen. Oder im besten Fall von Anfang an dafür Sorge tragen, dass er gar nicht erst erlischt. Wie? Wenn wir durch die Eigenarten unseres Partners nicht mehr bedroht sind. Wenn wir uns gegenseitig nicht mehr mit in unser Drama und damit in den Nebel reinziehen. Wenn sich zwei gesunde Erwachsene gegenüberstehen und klar aufeinander blicken, beginnt er durchzuschimmern, dieser Funken. Und zaghaftes Licht beginnt sich den Weg durch das Dickicht zu bahnen.

Kannst du dich noch an die Zeit erinnern, als du in seine Augen geschaut hast und die unterschiedlichen Farbnuancen bestaunt hast? Kannst du dich noch an die Zeit erinnern, in der du die Augen geschlossen und an ihrem Haar gerochen hast? – Genau diese Form des gemeinsamen Erforschens und bewussten Erlebens könnten wir wiederbeleben. Denn das sind Schönheiten, die niemals vergehen.

In unseren Köpfen entsteht viel zu schnell die Illusion, dass wir den Menschen an unserer Seite kennen. Dabei erzählen wir uns in den allermeisten Fällen einfach immer und immer wieder eine Geschichte über ihn, die genau dort entstanden ist – in unseren Köpfen. Und die in den allermeisten Fällen einfach nur bestätigt, was wir schon immer über uns selbst gedacht haben.

Aber die Wahrheit ist: Der Mensch, der morgen neben dir aufwacht, ist schon nicht mehr derselbe, der er gestern war – um es mit den wundervollen Worten von Veit Lindau zu sagen.

Fakt ist, dass wir uns jeden Tag verändern. Mal in deutlicherer und in prägnanterer Form, mal subtiler und unscheinbarer. Aber definitiv konstant und stetig. Der menschliche Körper baut pro Sekunde 10 bis 50 Millionen Körperzellen ab und ersetzt sie durch neue.

Der Mensch, der vielleicht gerade auf dem Sofa neben dir sitzt, ist ein Wunder. Sich darin zu erkennen und sich wieder mit einem staunenden, neugierigen und offenen Blick anzusehen, ist wohl eines der größten Geschenke, die wir einander machen können. Denn auf dieser Ebene erkannt zu werden, ist wohl das, wonach es uns am Ende alle sehnt. Wir dürfen uns wieder für das Wunder öffnen, das dieser Mensch an unserer Seite ist. Und sich für *diese* Wahrheit zu öffnen, ist eine Entscheidung, die wir jeden Tag wieder treffen können.

Von hier aus kam ich wohl zu einer meiner wichtigsten Erkenntnisse auf dieser Reise: nämlich, dass Liebe existiert, gerade *wenn* wir uns streiten. Denn wo Bindung ist, ist immer auch Reibung. Und es ist eine Erlaubnis, die ich mir selbst aussprechen darf. Ich darf mir erlauben, es jetzt schön mit ihm zu haben. Ich darf es mir erlauben, seine Liebe anzunehmen und meine Hand in seine zu legen, gerade *weil* wir gerade einen offenen Streitpunkt haben. In den allermeisten Fällen habe ich mich aus Angst selbst davon abgehalten. Es war eine Erlaubnis, wirklich eine Erlaubnis, die ich mir selbst aussprechen musste: dass ich mich der Liebe öffnen darf, gerade wenn und weil wir im Konflikt sind. Weil ich es mir selbst wert war. Und weil es nicht darum geht, zu gewinnen oder zu kämpfen. Sondern darum, zu leben. Und zu lieben. Und das im allerbesten Fall: glücklich.

Der schöne Beigeschmack ist, dass sich die Wahrscheinlichkeit exorbitant erhöht, als Paar unsere Herausforderungen konstruktiv angehen zu können, wenn wir es uns erlauben, eine nährende Zeit miteinander zu haben.

Herausforderungen haben Conrad und ich definitiv nach wie vor. Und wir streiten uns auch immer noch. Ich glaube nicht, dass es Ziel sein muss, das ganz aus der Welt zu schaffen. Für mich geht es vielmehr darum, den Konflikten die Bedrohlichkeit zu nehmen. Und uns jeweils darin zu schulen und zu trainieren, uns nicht mehr so sehr in den existenziellen Kladderadatsch reinziehen zu lassen. Damit Leichtigkeit Einzug halten kann. Und damit wir im besten Fall danach sagen können: »Hey, wir haben einander noch mal besser verstanden.«

Und wir dürfen es als Erfolg verbuchen, wenn sich die Zeit, die wir im Clinch verbringen, nach und nach verkürzt. 2015 habe ich es noch problemlos hinbekommen, eine Woche sauer auf Conrad zu sein. Und hab damit vor allem mir selbst geschadet. Heute passiert es zwar immer noch, dass ich mich im Kontakt mit Conrad in meinem Drama verfange. Aber mittlerweile krieg ich es meistens so innerhalb einer Stunde hin, wieder klarzukommen. Mich wieder auszurichten. Zu leben, wonach es mich wirklich sehnt. Und mir vor allem auch wirklich entspricht. Und ich finde, das ist ein ganz guter Fortschritt.

Meines Erachtens geht es darum, gemeinsam stehen zu bleiben. Um das Scheitern gemeinsam zu erhellen. Denn eigentlich liegen genau darin unfassbar kostbare Schätze. Und die freizulegen, ist ein bisschen wie Geburt: sch*ßanstrengend! Mitunter laut und schon auch blutig. Aber wenn wir es den Muskeln erlauben, weich zu werden, und Kraft an der richtigen Stelle und mit dem richtigen Fokus aufbringen, können wir gemeinsam ein neues Liebesleben erschaffen.

Ich hoffe sehr, dass dir dieses Buch dafür ein bisschen Hebamme sein konnte. Und wünsche dir und euch von ganzem Herzen, dass ihr euch gegenseitig in dem Wunder erkennt, das ihr seid.

Ich danke dir.

Mit Herzensgrüßen,
deine Nina

QUELLEN

1 Gottman J. M./Notarius C. I. (2002). Marital research in the 20th century and a research agenda for the 21st century. *Family Process, 41 (2),* 159–197

2 Fthenakis W./Kalicki B. & Peitz G. (2006). *Paare werden Eltern. Die Ergebnisse der LBS-Familien-Studie.* München: Springer Verlag

3 Gottman J. M. (2014). *Die 7 Geheimnisse einer glücklichen Ehe* (11. Auflage). Berlin: Ullstein Tachenbuch

4 Chapman G. (2021) *Die fünf Sprachen der Liebe. Wie Kommunikation in der Partnerschaft gelingt* (44. Auflage). Marburg: Francke Buch Verlag

5 Grimm N. (2021). *Hätte, müsste, sollte* (5. Auflage). München: Kösel Verlag

6 vgl. 3

7 Bader E./Pearson P. T. (2013). *In quest of the Mythical Mate: A developmental Approach to diagnosis and treatment in couples therapy*. Oxfordshire: Rotledge

8 Pau S. (2010). *Postpartale Sexualität – Korrelation zwischen dem Zeitpunkt des ersten postpartalen Coitus, dessen subjektiver Beurteilung durch die Frau und der Coitusfrequenz, mit prä-, Peri- und postpartalen Faktoren.* Dissertation: Friedrich-Alexander-Universität Erlangen-Nürnberg

9 Hipp L. E./Low L. K./van Anders S. (2012). Exploring Women's Postpartum Sexuality: Social, Psychological, Relational, and Birth-Related Contextual Factors. *The Journal of Sexual Medicine,* 9 (9), 2330–2341

10 vgl. 8

11 Brody S. (2006). Blood pressure reactivity to stress is better for people who recently had penile-vaginal intercourse than for people who had other or no sexual activity. *Biological Psychology,* 71(2), 214–222

12 Richardson D. (2011). *Slow Sex. Zeit finden für die Liebe* (12. Auflage). München: Intregal Verlag

13 Basson R (2002). Review: Female sexual dysfunctions – the new models. *The British Journal of Diabetes & Vascular Disease,* 2(4), 267–270

14 Young J./Klosko J. S./Weishaar M. E. (2005). *Schematherapie: Ein praxisorientiertes Handbuch* (2. Auflage). Paderborn: Junfermann Verlag

15 ebd.

16 Schnarch D. (2013). *Psychologie sexueller Leidenschaft* (14. Auflage). München: Piper Verlag

17 vgl. 3

18 Richardson Diana (2011). *Slow Sex. Zeit finden für die Liebe.* (12. Auflage). München: Intregal Verlag

19 Fraenkel Peter (2011). Sync Your Relationship, Save Your Marriage: Four Steps to Getting Back on Track

20 vgl. 3

21 vgl. 3

22 Gray J. (1997): *Männer sind anders. Frauen auch.* München: Goldmann Verlag

23 Vecchia G. M./Van Hasselt V. B./Romanoc S. J. (2005). Crisis (hostage) negotiation: current strategies and issues in high-risk conflict resolution. *Aggression and Violent Behavior,* 10, 533–551

24 Noesner G. (2010). *Stalling for Time: My Life as an FBI Hostage Negotiator.* New York: Random House

25 Voss C./Raz T. (2017). *Kompromisslos verhandeln. Die Strategien und Methoden des Verhandlungsführers des FBI.* München: Redline Verlag

26 Hanington L./Heron J./Stein A./Ramchandani P. (2012). Parental depression and child outcomes – Is marital conflict the missing link? *Child Care, Health and Development,* 38 (4), 520–529

27 Zemp M./Bodenmann G. (2014). *Partnerschaftsqualität und kindliche Entwicklung. Ein Überblick für Therapeuten, Pädagogen und Pädiater.* Springer

28 ebd.

29 Katz L. F./Gottman J. M. (1993). Patterns of marital conflict predict children's internalizing and externalizing behaviors. *Developmental Psychology,* 29 (6), 940–950

30 Davies P. T./Myers, R. L./Cummings E. M./Heindel S. (1999). Adult conflict history and children's subsequent responses to conflict: An experimental test. Journal of Family Psychology, 13 (4), 610–628. Goeke-Morey M. C./Papp L. M./Cummings E. M. (2013). Changes in marital conflict and youths' responses across childhood and adolescence: A test of sensitization. *Development and Psychopathology,* 25 (Special Issue 1), 241–251

31 vgl. 27

32 vgl. 27

33 El-Sheikh M./Cummings E. M. (1995). Children's responses to angry adult behavior as a function of experimentally manipulated exposure to resolved and unresolved conflict. *Social Development,* 4, 75–91

34 Lewis C. E./Siegel J. M./Lewis M. A. (1984). Feeling bad: Exploring sources of distress among pre-adolescent children. *American Journal of Public Health,* 74 (2), 117–122

35 Amato P. R./Keith B. (1991). Parental divorce and the well-being of children: A meta-analysis. *Psychological Bulletin,* 110 (1), 26–46

36 Buchanan C. M./Heiges K. L. (2001). When conflict continues after the marriage ends. Effects of postdivorce conflict on children. In: Grych J. H./Fincham F. D. (Hrsg.): *Interparental conflict and child development: Theory, research, and application* (S. 337–362). New York: Cambridge University Press.

37 Esser H. (2002). Ehekrisen: Das (Re-)Framing der Ehe und der Anstieg der Scheidungsraten. *Zeitschrift für Soziologie,* 31, 472–496

38 Hanson T. L. (1999). Does parental conflict explain why divorce is negatively associated with child welfare? *Social Forces,* 77 (4), 1283–1316

39 vgl. 27

40 Juul, J. (2012). *Liebende bleiben.* Weinheim: Beltz Verlag

41 vgl. 3

42 vgl. 3

43 Fröhlich L. (2020). *Die Frau fürs Leben ist nicht das Mädchen für alles.* München: Kösel Verlag.

44 vgl. 20

45 Neumeier M. (2021). *Urlaub trotz Kindern* (2. Auflage). München: Polyglott

An diese Stellen kannst du dich wenden, wenn häusliche Gewalt mit im Spiel ist:
- https://weisser-ring.de/haeuslichegewalt
- https://weisser-ring.de/gewaltopfer-mann
- Hilfetelefon für Frauen: 116 016 (24 Stunden/365 Tage kostenfrei, anonym und in mehreren Sprachen erreichbar)
- Hilfetelefon für Männer: 116006 (7–22 Uhr)

IMPRESSUM

LIEBE LESERINNEN UND LESER,

wir wollen Ihnen mit diesem Buch Informationen und Anregungen geben, um Ihnen das Leben zu erleichtern oder Sie zu inspirieren, Neues auszuprobieren. Wir achten bei der Erstellung unserer Bücher auf Aktualität und stellen höchste Ansprüche an Inhalt und Gestaltung. Alle Anleitungen und Rezepte werden von unseren Autoren, jeweils Experten auf ihren Gebieten, gewissenhaft erstellt und von unseren Redakteur*innen mit größter Sorgfalt ausgewählt und geprüft.

Haben wir Ihre Erwartungen erfüllt? Sind Sie mit diesem Buch und seinen Inhalten zufrieden? Wir freuen uns auf Ihre Rückmeldung. Und wir freuen uns, wenn Sie diesen Titel weiterempfehlen, in Ihrem Freundeskreis oder bei Ihrem Online-Kauf.

Sollten wir Ihre Erwartungen so gar nicht erfüllt haben, tauschen wir Ihnen Ihr Buch jederzeit gegen ein gleichwertiges zum gleichen oder ähnlichen Thema um.

KONTAKT ZUM LESERSERVICE

GRÄFE UND UNZER VERLAG
Grillparzerstraße 12
81675 München
www.gu.de

Ein Unternehmen der GANSKE VERLAGSGRUPPE

Bildnachweis:
Cover: Nicole Tie; Illustrationen: Florian Hauer; Autorenporträt: Nicole Tie
Syndication:
www.imageprofessionals.com

GU ist eine eingetragene Marke der GRÄFE UND UNZER VERLAG GmbH, www.gu.de

ISBN 978-3-8338-8856-4
3. Auflage 2024

Projektleitung:
Nikola Teusianu
Lektorat:
Sylvie Hinderberger
Korrektorat:
Susanne Schneider
Umschlaggestaltung:
Julia Arzberger Editorial Design, München
Innenlayout:
ki 36 Editorial Design, Daniela Hofner
Herstellung:
Gloria Schlayer
Satz:
Christopher Hammond
Repro: Medienprinzen GmbH, München
Druck und Bindung:
Livonia Print, Riga

Wichtiger Hinweis:
Die Gedanken, Methoden und Anregungen in diesem Buch stellen die Meinung bzw. Erfahrung der Verfasserin dar. Sie wurden von der Autorin nach bestem Wissen erstellt und mit größtmöglicher Sorgfalt geprüft. Sie bieten jedoch keinen Ersatz für persönlichen kompetenten medizinischen Rat. Jede Leserin, jeder Leser ist für das eigene Tun und Lassen auch weiterhin selbst verantwortlich. Weder Autorin noch Verlag können für eventuelle Nachteile oder Schäden, die aus den im Buch gegebenen praktischen Hinweisen resultieren, eine Haftung übernehmen.

Umwelthinweis:
Nachhaltigkeit ist uns sehr wichtig. Der Rohstoff Papier ist in der Buchproduktion hierfür von entscheidender Bedeutung. Daher ist dieses Buch auf PEFC-zertifiziertem Papier gedruckt. PEFC garantiert, dass ökologische, soziale und ökonomische Aspekte in der Verarbeitungskette unabhängig überwacht werden und lückenlos nachvollziehbar sind.